感冒患者宜吃食物

主　编

夏　天　谢英彪

副主编

卞玉凡　徐凤霞

编著者

卢　岗　张云凤　陈大江

虞丽相　周明飞　徐贞勇

徐　蕾　谢　春

金盾出版社

内 容 提 要

　　本书根据我国丰富的医药典籍和大量的科研资料,以通俗易懂、深入浅出的语言,简单介绍了感冒的基础知识,叙述了感冒的发病机制、临床表现、并发症和饮食原则;重点介绍了感冒患者宜吃的食物,以及风寒感冒、风热感冒、暑湿感冒、反复感冒与感冒并发症的 400 个食疗验方和菜肴食谱,每个食疗方都详细介绍了原料、制作、用法和功效。其内容丰富,科学实用,取材方便,价格低廉,适合广大感冒患者、医务工作者和餐饮行业人员阅读参考。

图书在版编目(CIP)数据

　　感冒患者宜吃食物/夏天,谢英彪主编. --北京:金盾出版社,
2013.4
　　ISBN978-7-5082-8005-9

　　Ⅰ.①感…　Ⅱ.①夏…②谢…　Ⅲ.①感冒—食物疗法—食谱
Ⅳ.①R247.1②TS972.161

　　中国版本图书馆 CIP 数据核字(2012)第 270518 号

金盾出版社出版、总发行

北京太平路 5 号(地铁万寿路站往南)

邮政编码:100036　电话:68214039　83219215

传真:68276683　网址:www.jdcbs.cn

封面印刷:北京精美彩色印刷有限公司

正文印刷:北京万友印刷有限公司

装订:北京万友印刷有限公司

各地新华书店经销

开本:850×1168 1/32　印张:8　字数:200 千字

2013 年 4 月第 1 版第 1 次印刷

印数:1~6 000 册　定价:20.00 元

(凡购买金盾出版社的图书,如有缺页、
倒页、脱页者,本社发行部负责调换)

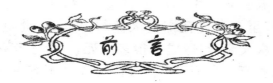

前言

　　很多人都有这样的经验,当外出淋雨受凉,回家后便会出现鼻塞、打喷嚏、流清鼻涕的感冒早期症状,这时若能立即喝上一杯热腾腾的生姜红糖水,盖上被子,让身体出点汗,往往就会"邪去病愈",感冒很快消除。这种简便的疗法,充分体现了食疗小方的功效。中医古代有"药食同源"的说法,很多食物既可烹饪成美食,也可用于防病治病,且具有经济、方便、安全、有效的特点。为了探索采用食疗方防治感冒,减少化学药物的种种弊端,我们组织了有关专家,编撰了《感冒患者宜吃食物》一书。书中对感冒的基础知识作了通俗易懂、深入浅出的介绍,侧重从风寒感冒、风热感冒、暑湿感冒、气虚感冒、血虚感冒、阴虚感冒、阳虚感冒、反复感冒及常见的各种感冒并发症等几个方面,介绍了 400 多个能防治感冒的食疗验方和菜肴食谱,每一首食疗方都详细介绍了原料、制作、用法和功效。力争让读者一看就懂,一学就会,一用就灵。

　　现代研究表明,感冒(包括普通感冒、流行性感冒)主要是由病毒侵犯人体引发的急性呼吸道感染性疾病,均具有传染性,病毒可以在人体内,尤其在鼻腔黏膜内生长繁殖,打喷嚏、擤鼻涕等都可将病毒排出,混悬在气流中,一旦被他人吸入,病毒就可以在他人体内生存与繁殖起来。若是流感病毒引起的流行性感冒，还会引发大范围的传播，甚至在世界范围内大流行。自 20 世纪以来，世界性的 5 次大流行，造成了很多人死亡，上了年纪的人至今仍记忆犹新。所以，对于感冒的危害不容忽视。防治感冒的方法很多，食物疗法也是一个重要的措施。

　　本书内容丰富，科学实用，安全有效，文字通俗易懂，深入浅出，适合广大感冒患者及家庭阅读，也是广大城乡医务人员、营养师、药膳师、厨师、烹饪爱好者理想的参考书。

作　者

CONTENTS 目录

一、感冒的基础知识

1

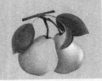

二、感冒患者宜摄入的食物

三、风寒感冒的食疗验方

目　录

四、风热感冒的食疗验方

五、暑湿感冒的食疗验方

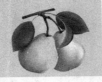

目 录

六、气虚感冒的食疗验方

七、血虚感冒的食疗验方

5

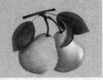

十、反复感冒的食疗验方

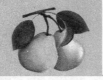

十一、防治感冒并发症的食疗验方

9

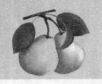

一、感冒的基础知识

（一）感冒的一般概念

感冒，包括普通感冒和流行性感冒。普通感冒是由病毒，如鼻病毒、冠状病毒、流感病毒、腺病毒等所引起的一种急性上呼吸道疾病，即上呼吸道卡他性炎症。临床上可见微热、全身不适、喷嚏、鼻塞、流涕等症状，单纯性感冒的病程为2～7天。流行性感冒是由病毒，如流感病毒所引起的急性呼吸道传染病，常呈暴发性流行，临床上以突然起病，伴有全身中毒现象和上呼吸道黏膜损害症状，并有引发肺炎的倾向。无并发症病例的病程，一般不超过7天。

值得一提的是，普通感冒是鼻、鼻咽、咽喉等上呼吸道的急性炎症，因此常用急性鼻咽炎、急性咽炎、急性扁桃体炎等临床诊断名词，也常统称为急性上呼吸道感染，简称"上感"。本病为临床常见病、多发病。一年四季均可发生，冬春季最多见。可发生于任何年龄，以小儿发病率最高，中、老年人患感冒者也较多见。此病呈散发性，偶可造成流行。

感冒的英文是"cold"，即"冷"的意思，与我国的"伤风"含义差不多。由此可见，世界各国在这点上是存在共识的，那就是感冒与受凉有着某种关系。在中医典籍中，没有"感冒"一词。该病名的直接源头不在医家，却在官场。有记载，南宋年间的馆阁（中央级学术机构），设有轮流值班制度。当时值班阁员"开溜"成风，开溜的原因，阁员在值班登记簿上均写为"肠肚不安"。其时，南宋医学理论家陈无择首次把引致百病的病因区分为六淫，即风、寒、暑、

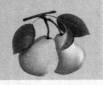

湿、燥、火等6种反常气候变化。一位名叫陈鹄的太学生在值班开溜时卖弄小聪明,随手借来六淫之首"风",并前缀以"感",落笔在登记簿上,标新立异地大书"感风"二字,意即受风欠安也。

陈鹄所创先例,延至清代,发生了突破性形变。清代官员办公事请假休息,例称请"感冒假"。"冒"字可释义为透发、透出之意。于是可以这样理解:本官在为该公务操劳之际,已感外淫,隐病而坚持至今,症状终于呈现出来,故而不得不请假调养。直至近代,感冒作为临床病名,才在中、西医临床诊疗中规范,并实际运用。

(二)夏季感冒与冬季感冒

夏季感冒与冬春季感冒有所不同。一般来说,感冒的发生都是由于人体抵抗疾病的能力下降,由病毒或细菌引起上呼吸道感染而出现鼻塞流涕、恶寒发热、头痛身痛等一系列感冒症状。

但是,大部分的夏季感冒往往是因为身体突然着凉,使血液受到冷却而反射性地造成鼻子和喉咙一时性缺血,使抵抗力减弱,感冒病毒乘虚而入而发病的。也就是说,夏季感冒很少像冬春季的感冒那样,是在公共场所中被别人传染的。而且夏季感冒有一个特点,那就是除了一般的感冒症状以外,还有口渴、心烦等内热现象。

从内在因素看,引起夏季感冒有以下主要原因:①由于夏季气候炎热,人体出汗较多,汗腺的分泌会消耗很多能量。②夏天白昼时间长,闷热的天气也往往影响人们的睡眠和休息,导致睡眠不足。③到了夏天,由于气候炎热,人们的食欲骤然减退,并转为摄取清淡的食物,这样就会影响蛋白质的供给;夏季天热,人们普遍懒于活动,减少了体育锻炼的时间。上述因素都会使人体的抵抗力下降,所以感冒病毒便乘虚而入,从而导致感冒的发生。

引起夏季感冒的外在原因主要是贪图凉爽。比如有的人热得

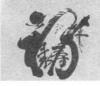

满头大汗后立刻用冷水冲头或洗冷水澡；有的人爱在树荫下、通道中、阳台上纳凉，甚至于露宿而受了风寒；有的人为贪图凉爽将空调开得过久，加上室内外温差太大，人体一时不能适应。这些都是引起夏季感冒发生的因素。

（三）感冒与急性上呼吸道感染

感冒与上呼吸道感染基本上是一回事，上呼吸道感染临床上指的是鼻、鼻咽、咽喉部炎症的总称。常由病毒引起，少数因细菌感染所致，且多因受凉、淋雨、疲劳、抵抗力低下诱发本病。儿童发病率较高，传染性较强。如及时治疗，一般都能痊愈。值得重视的是，有部分患者病情好转，亦可发生严重的并发症，如急性肾炎、心肌炎或风湿病等。

上呼吸道感染的特点是：发热、咽痛、鼻塞、轻度干咳、全身酸痛、头痛等。少数患者可有呕吐、腹痛。检查可见咽部充血。若全身症状轻，血液白细胞计数正常或偏低，可能为病毒感染。反之，全身症状重，血白细胞计数升高则可能为细菌感染。临床分类上呼吸道感染属于呼吸系统疾病。

感冒包括普通感冒、流行性感冒，属内科范畴的传染病，均是由病毒引起的急性呼吸道传染病。从感染病毒到临床出现症状，这段时间称为疾病的潜伏期。在人群中，感冒患者的潜伏期一般为1～3天。感冒多数起病急，且在起始时多表现为呼吸道症候群，如有明显的受凉感觉，伴有打喷嚏、鼻塞、流涕等症状，1～2天后，由于炎症向咽、喉部位发展，会相继出现咽痛、咽部异物感，症状严重者可出现吞咽困难、咳嗽、声音嘶哑等，如无继发细菌感染，则痰少，且多为白色黏痰。上述这些症状，都与上呼吸道感染的急性期，或称急性上呼吸道感染相似。因此，在一般情况下，也将普通感冒称为急性上呼吸道感染。

值得一提的是，在病毒性感冒的发病中，若合并眼结膜炎时，

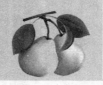

还会出现眼部胀痛、迎风流泪、羞明怕光。除上述症状外,还常伴发程度不一的全身症状,如恶寒、发热、全身疲软乏力、食欲缺乏、腰酸背痛、肌肉酸胀、腹胀不适,甚至出现呕吐、腹泻。有些患者,口唇部还可出现单纯性(病毒感染性)疱疹。这些症状在一般上呼吸道感染时较轻,或较少出现。病毒性感冒的临床症状多在5～10天内自然消失。

应该引起重视的是,以咽部黏膜急性炎症反应为主的急性咽炎,常与急性鼻炎同时发病,因此多数为上呼吸道感染的一部分,一般早期以病毒感染为主,其中,拟诊病毒性咽炎者亦属病毒性感冒。急性病毒性咽炎起病较急,初起鼻咽部干痒、灼热、疼痛,吞咽时尤甚。小儿全身症状严重,可出现高热、寒战、头痛、食欲缺乏,甚至出现恶心、呕吐等。咽部检查时可见黏膜充血、肿胀,腭垂(悬雍垂)水肿,咽后壁淋巴滤泡红肿,下颌淋巴结肿大,有压痛。

现代医学将感冒分为病毒性感冒和细菌性感冒,临床上常见的细菌性咽-扁桃体炎应视为感冒中的一种类型,主要指腭扁桃体的急性炎症及其慢性炎症性病变。扁桃体炎大多是由溶血性链球菌,其次是葡萄球菌、肺炎双球菌及病毒所引起。平时在扁桃体隐窝内存在这些病菌,但并不发病。若受冷受寒、外感风湿、过度疲劳、烟酒过度、机体抵抗力降低时,则病菌生长繁殖,产生毒素,引起急性炎症,并发病毒感染时,其临床症状更为明显。本病多数发生于儿童和青少年。症状特点是起病急,来势猛,全身中毒症状明显,尤其小儿体温可高达40℃以上。一般有畏寒、高热、头痛、四肢酸痛、咽部灼热疼痛,吞咽时加剧。扁桃体充血、肿大,有点状黄白色脓性分泌物,有时融合成白膜,称为假膜,但易于拭去而不遗留出血创面。颈淋巴结与颌下角淋巴结肿大、压痛。白细胞计数可升高。尤须重视的是,合并病毒感染的急性细菌性咽-扁桃体炎,常可引起局部和全身并发症。

(四)普通感冒与流行性感冒

普通感冒与流行性感冒均是由病毒引起的急性上呼吸道感染性疾病。两者在临床表现上有不少相似之处,但有明显的区别。

流行性感冒简称"流感",是由流感病毒引起的急性呼吸道传染病,主要通过飞沫传播,有高度传染性。流感病毒属核糖核酸(RNA)病毒,根据核蛋白抗原性不同,可分为甲、乙、丙 3 种类型,同型病毒再根据其表面的血凝素(H)和神经氨酸酶(N)又可分为若干亚型。甲型流感病毒最易发生抗原变异而引起反复流行,甚至世界性大流行。甲型变异类型有大组变异,即 H 和 N 均发生大变异,每 30～40 年可发生一次;亚型变异即 H 发生大变异、N 不变或仅有小变异,约 10 多年发生一次;变种变异或称变株变异,即 H 和 N 均小变异。乙型变异较少,且只有变种变异,常引起地方性小流行或散发。丙型尚未发现变异。

流行性感冒根据临床表现分为 3 型,分别为单纯型、肺炎型、中毒型。①单纯型流感。最为常见,以全身中毒症状为主,而呼吸道的症状相对轻微,或不明显。开始先有恶寒,继而高热、头痛、全身酸痛。一般 2～3 天后,体温下降,鼻塞、流涕、喷嚏、咽痛等呼吸道症状较显著;部分患者还可发现食欲缺乏、恶心、便秘等消化道症状。中毒症状较轻者,病程仅 1～2 天即可痊愈。此型患者症状消失后,精神很差,体力恢复较慢。②肺炎型流感。常见于小儿、老年人或体弱多病、免疫力低下者。起病时与单纯型流感相似,但在发病 24 小时内出现高热不退、剧烈咳嗽、呼吸困难、咯血、发绀等症状。病程可延长 3～4 周。血常规检查:白细胞减少、中性粒细胞减少。X 线检查:双肺呈散在絮状阴影。磺胺、抗生素对本病无效。少数患者可因心力衰竭或周围循环衰竭而死亡;小儿病死率较高。③中毒型流感。肺部病变不明显,但具有神经系统及全身血管系统损害,临床伴有明显的脑炎或脑膜炎症状,如高热不

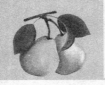

退，神志昏迷。成人可出现谵妄，小儿可出现抽搐，并出现脑膜刺激征，如颈项强直、布氏征阳性等。少数患者由于血管神经系统紊乱或肾上腺出血而导致血压下降或休克等。此型病死率较高。

普通感冒一般是指由流感病毒以外的多种病毒引起的急性呼吸道疾病，是常见的多发病之一。能引起感冒的病毒超过200种，如黏病毒（副流感病毒、呼吸道合胞病毒）、微小核糖核酸病毒（鼻病毒、EMC病毒）、肠道病毒（柯萨奇病毒A、柯萨奇病毒B、埃可病毒）、腺病毒、呼吸道肠道孤儿病毒、冠状病毒均可致本病，目前还不断发现新的病毒型别。引起普通感冒的病毒可致咽炎、喉炎及咽峡炎等上呼吸道感染。也可致支气管炎、细支气管炎、支气管肺炎等下呼吸道感染等。本病全年均可发病，但以冬春季节多见，只有肠道病毒所致常见于夏秋季。在传播途径上，主要经飞沫、喷嚏传播，与感冒患者有密切接触史者易被传染。多为散发型病例。

值得一提的是，流感病毒由上呼吸道侵入，造成上呼吸道广泛的炎症，少数可能扩散到下呼吸道，造成支气管、肺泡炎症，亦可在此基础上继发细菌感染。流感病毒一般不侵入血液，但其毒素对全身有毒性作用，会出现全身中毒症状。流行性感冒主要以急性期患者（带有流感病毒）为传染源，通过飞沫传播，且以冬春季节流行为多。隐性感染者，即带有流感病毒、患者本人临床症状轻微、或不呈现相关症状者，也是传染源。医学研究资料表明，甲型流感一般每10～15年可发生一次世界性大流行，每2～3年有一次小流行；乙型流感多呈局部流行或散发；丙型只有散发。如有暴发流行，特别是较大规模的流行，则常有助于诊断。对于散发病例，如肯定有和流感病人密切接触史，也有助于诊断。

（五）禽流感与人禽流感

禽流感是禽流行性感冒的简称，是由A型流感病毒引起的一种禽类（家禽或野禽）传染病，1878年在意大利首次被确诊。所有禽类对该病均易感,但某些禽类种属对该病的抵抗性略强于其他禽类。2004～2005 年流行的高致病性禽流感是由甲型流感病毒中的 H_5N_1 型引起。传染源主要为鸡、鸭等家禽,特别是感染 H_5N_1 病毒的鸡。禽流感病毒广泛分布于世界范围内的许多家禽(包括火鸡、鸡、珍珠鸡、石鸡和鸭)和野禽(包括鸭、鹅、天鹅、海鸥等)中。迁徙水禽,特别是鸭,产生的病毒比其他禽类多,而禽流感在家养火鸡和鸡中所引起的疾病综合征最为严重。

禽流感主要为接触传播,即通过密切接触受 H_5N_1 感染的家禽及其粪便,或直接接触 H_5N_1 而传染。此外,通过飞沫及接触呼吸道分泌物也是其传播途径。禽类感染病毒后,可以表现有轻度的呼吸道症状、消化道症状,病死率较低;或表现为病情较重,高度传染,迅速死亡,引起大流行。重者被称为高致病性禽流感,以突然发病、病情严重、迅速死亡为特征,其在家禽中的病死率接近 100%。这种症状上的不同表现,主要是由禽流感病毒的毒力所决定的。虽然在一般情况下,禽流感病并不易感染人,但从 1997 年以来,全球范围已报道了多起禽流感暴发和人类感染的案例。尤其是 2003 年冬至 2004 年春,发生于韩国、越南、泰国、中国等亚洲国家的禽流感疫情及人类感染病例的发生,为卫生防疫界、中西医防治领域敲响了警钟,并提出了切实具体的要求。

尽管目前尚无禽流感人间传播的确切证据,即使发生传播,其能力也有限。但近年来的试验已证实某些禽流感病毒株确实能在人体内进行有限的复制,并引起阳性血清反应。而且,还发现一些禽流感病毒能直接传给如海豹、水豹、鲸鱼等哺乳类运动,并造成流感的局部暴发或流行。因此,对人禽流感的认识和了解,是非常有必要的。

从报道的研究结果表明,人禽流感病,即甲型禽流感(H_5N_1),其开始的临床表现与其他流感相似,具有典型的高热、疲乏、肌痛、咽喉痛和咳嗽。值得高度关注和警示的是,人禽流感病会合并病毒型肺炎、呼吸窘迫综合征、多器官衰竭等,最后导致死亡。已公

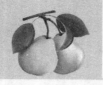

开发表的 1997 年香港人类感染禽流感临床过程的报道显示,人群对禽流感普遍易感,任何年龄均可患病,无性别差异。在确诊的 18 例患者中,男性 8 例,女性 10 例,年龄 1～60 岁(平均 17 岁左右),其中 9 例在 10 岁以下。12 例康复者中 9 例小于 12 岁,其余 3 例为 14～37 岁,8 例临床表现轻微且无肺部病变。6 例死亡者中,除 1 例 3 岁外,其余 5 例均在 12 岁以上。

1997 年,香港 18 例 H_5N_1 患者临床表现为:潜伏期一般为 7 天以内,早期症状与其他流感很相似,主要表现为发热、流涕、鼻塞、咳嗽、咽痛、头痛、全身不适,部分患者可有恶心、腹痛、腹泻(稀水样便)等消化道症状,有些患者可见眼结膜炎。体温大多持续在 39℃ 以上,热程 1～7 天,一般 2～3 天。一些患者胸部 X 线还会显示单侧或双侧肺炎,少数患者伴胸腔积液。血白细胞计数 $(2.0～18.3)×10^9/$升,淋巴细胞大多降低,血小板正常,部分患者血清丙氨酸氨基转移酶(ALT)升高。咽拭子细菌培养阴性。如果病情未及时得到控制,会迅速发展成进行性肺炎、急性呼吸道窘迫综合征、肺出血、胸腔积液、全血细胞减少、肾衰竭、败血症休克及 Reye 综合征等多种并发症而死亡。

研究资料报道,通过对来自与首例患儿或家禽有密切接触史的家庭成员、邻居、幼儿园儿童及全体工作人员、卫生保健人员、从事家禽业及养猪业工人的 502 份血清标本,采用微量中和试验检测 H_5N_1 抗体,表明从事家禽业或在发病前 1 周内去过家禽饲养地(或货档)是惟一明确的和最大的危险因素。2004 年亚洲地区禽流感流行期间,在泰国最初 5 例实验室确诊病例中,4 例为 6 或 7 岁男童,都无基础病史,均有与病禽的密切接触史。这在确诊禽流感流行,以及防治禽流感上具有重要意义。

(六)感冒的"元凶"

有专家认为:人们患感冒,大多是自己用手"抓"来的。有人对

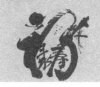

此大惑不解，还带着一点怨气责问："我又不傻，怎么会没病找病呢？"事实上，它是专家们通过长期的观察和研究得出这一结论的。感冒患者打喷嚏时往往将那些带有病毒的飞沫喷洒在一些物体的表面；还有一些患有感冒的人，擤鼻涕后用沾满病毒的手去触摸某些物体，假如你再接触了这些物体，又不经意地用手去擦拭自己的鼻子或眼睛，这样，你就用自己的手，从被病毒污染的物体上把病毒"抓起来"播种到自己的鼻子里，使自己也患上了感冒。

病毒很小很小，只有在电子显微镜下才能发现它的踪影。电镜下的病毒到底是什么样子的呢？它们多数是球状或近似球状，少数为杆状、丝状或弹头状，还有的像砖块、蝌蚪。病毒的大小也不一致，最大的约为 300 纳米，最小的只有 20 纳米，绝大多数病毒小于 150 纳米。

有感染性的完整病毒颗粒称病毒体或毒粒。病毒的结构很简单：一个由脱氧核糖核酸（DNA）或核糖核酸（RNA）组成的核心，外面再包上一层蛋白质的外壳，就是一个病毒。病毒比细胞还简单，称得上是结构最简单的生命有机体。也许大家对核酸比较陌生，核酸有 DNA 与 RNA 两种。核酸由相互配对的碱基对组成，不同的碱基排列顺序就代表不同的遗传信息，叫遗传密码，通常称为基因。病毒核酸中的基因组能为病毒增殖、遗传、变异等功能提供遗传信息。

病毒的蛋白质外壳也称核壳，它的功能是保护着基因组（核酸）以对抗环境中的破坏因素对它的分解。它还能带领核酸进入所要感染的细胞。

由于病毒的结构太简单，所以它本身并不能繁殖。它传宗接代的过程很像借鸡生蛋，得借细胞来下自己的蛋。病毒虽有一套自身的设计图纸和方案，但它没有进行复制的工厂，它只有入侵细胞，把细胞当作复制的工厂，利用细胞内现成的机器、原料和能量完成自我复制。因此，病毒是一种细胞水平的寄生物。

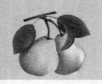

病毒的理化特点是：大多数病毒耐冷而不耐热，在离体情况下于 55℃～70℃ 1 小时后，便会因其表面蛋白质变性而灭活。病毒可以用高压蒸气（121℃，30 分钟）与干热（160℃～180℃）来消灭。病毒在低温（如 40℃ 以下）可保持较长时间的传染性。

除温度外，病毒对一些射线（如 X 线及紫外线）比较敏感，它们可以穿透病毒核酸而灭活病毒。病毒对酸碱的抵抗力也不强。

病毒对化学因素的抵抗力一般比细菌强。可以杀灭病毒的化学物质有脂溶剂（如乙醚、氯仿等），酚类，醛类（甲醛、戊二醛），氧化剂与卤素及其化合物（如过氧化氢、高锰酸钾、漂白粉、碘和碘化物及其他卤素）等。近年来发现一些中草药对某些病毒有一定的抑制作用，如板蓝根、大青叶、金银花、贯众、七叶一枝花等均有抗病毒作用。特别需要指出的是抗生素对病毒无抑制作用，但现在临床上对病毒感染滥用抗生素的现象仍很严重，这是值得注意的问题。

尽管有这么多的化学物质可以杀灭病毒，但对病毒感染，至今我们还是没有理想的特效药物。病毒寄居于细胞内，通常能杀灭病毒的药物也能杀灭正常的细胞，迄今尚未能找到能选择性地杀死病毒而对正常细胞没有影响的抗病毒药。

（七）感冒的发病机制

普通感冒、流行性感冒，具有明显的流行病学特征，即具有传染源、传播途径及易感人群，同时呈现其流行特征。现以流行性感冒的发病机制为例，阐明感冒的一般规律。

带有流感病毒的流感病人是主要的传染源，尤以急性期患者为主。患者从潜伏期到发病后 1 周均具有传染性。病毒存在于鼻涕、口涎及痰液等分泌物中，随着喷嚏、咳嗽而排出患者体外，且以发病 2～3 日传染性最强，体温正常后则很少带病毒。部分人群由于具有一定的免疫力，感染流感病毒后可能不发病，从而成为轻型或隐性感染者。轻型患者及隐性感染者由于无明显临床表现，往往容易被忽视,尽管携带病毒时间较短,但在日常活动中较容易造成传播。

值得一提的是,各种病毒和细菌都可以引起上呼吸道感染,尤以病毒为多见,约占原发性感染的90%以上。经过病毒感染后,上呼吸道黏膜失去抵抗力,这时致病细菌可乘虚而入,并易发较严重的细菌感染。常见病毒中,由鼻病毒引起的普通感冒约占感冒总数的50%,冠状病毒占15%～20%,腺病毒约占10%,柯萨奇病毒、埃可病毒及其他肠道病毒约占10%,呼吸道合胞体病毒占5%～10%,其他为类流感病毒等。

带有流感病毒的飞沫进入呼吸道后,病毒侵入呼吸道的纤毛柱状上皮细胞内,并在细胞内进行增殖和复制。新增殖的病毒颗粒从细胞膜上芽生,经过神经氨酸酶的水解作用释放出N-乙酰神经氨酸,促使复制的病毒颗粒进一步感染其他上皮细胞。受病毒感染的上皮细胞发生变性、坏死与脱落,并由此而出现炎症反应及发热、身痛和白细胞减少等全身中毒反应,但一般不形成病毒血症。

单纯性典型流感主要表现为,呼吸道纤毛上皮细胞变性、坏死、脱落,发病4～5天后基底细胞层开始再生,形成未分化的移行上皮,2周后纤毛形成。单纯性流感病变主要损害上呼吸道和气管。对于慢性病患者尤其老年人及其他体弱与免疫力较差的人群,若流感病毒侵袭整个呼吸道,则可导致流感病毒性肺炎,可表现为肺充血、水肿,气管与支气管内有血性分泌物,黏膜充血,纤毛上皮细胞脱落,并有上皮细胞再生现象。黏膜下有灶性出血、水肿和轻度白细胞浸润。肺泡内有纤维蛋白与渗出液,呈现浆液性血性支气管肺炎。应用荧光素标记抗体技术可检出流感病毒。若合并细菌感染则可出现各种非典型性改变,会对诊断带来一定的影响。

须引起重视的是,常见的合并细菌感染以溶血性链球菌最为

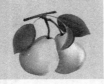

多见,其次为肺炎球菌、葡萄球菌、流感杆菌等。

对流行性感冒来说,其传播速度非常快,主要通过飞沫传播。当患者咳嗽、喷嚏及大声说话时,病毒随飞沫排出体外,在患者周围空气中扩散。有资料报道,流感患者一个强劲的喷嚏约含100万个病毒,且以很快的速度向四周扩散。流感病毒在空气中存活时间约30分钟,此间,流感病毒可通过直接侵入正常人的鼻黏膜而传染。因此,流感流行期间应尽量减少大型聚集性活动,以减少传播的机会。此外,排出的飞沫可污染手、衣物、生活用具,以及间接污染门把手等,都可能成为间接的传播途径。所以,流行性感冒流行期间要特别重视勤洗手,并对其居住环境、公共场所进行必要的消毒。

在感冒的发病机制中,值得一提的是易感人群。以流感为例,除新生儿外,人类对流感普遍易感。流感患者病愈后在一定的时间内具有一定程度的免疫力。研究资料报道,流感患者病愈后对同型病毒的免疫力可维持1年左右,最多不超过2年,但对变异型或不同型流感无交叉免疫力,即对同型病毒的变异型或其他型的病毒无免疫力。因此,流感病毒的经常变异是人类常反复患流感,且易造成流行的原因,也是造成缺少应对流感有效措施的重要原因。

(八)感冒的临床表现

普通感冒,指的是由流感病毒以外的多种病毒引起的急性呼吸道疾病。由于不同型别的病毒可同时在人群中传播,所以本病发病率高,且全年均可发病,以冬春季多见,只有肠道病毒所致者常见于夏秋季。大多数患者感染后免疫力短暂,所以本病可反复多次发生。

普通感冒有共同的临床表现,起病急,常以咽部不适、咽干或咽痛为早期症状,并有喷嚏、鼻塞、流涕等。体温一般不超过

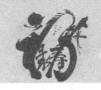

39℃,3~4 天可退热。常伴有全身酸痛、神疲乏力、头痛、食欲差等症状。部分患者可并发单纯疱疹。如病变向下呼吸道发展,可侵及喉部、气管、支气管等,出现相应的临床症状。因其不同的病毒所致感冒又各具特点,尤需引起重视,现简介如下:

1. 副流感病毒感染　本病潜伏期 3~6 天。所有年龄段均可感染,但初次及小儿感染病情较重,而再次感染,较大儿童及成人感染病情常较轻。其临床表现与血清型有关,如Ⅰ型在儿童是喉炎、气管炎、支气管炎的主要病因,常致痉挛性似哮吼样咳嗽、咳大量黏液痰。Ⅱ型和Ⅰ型表现类似,但不严重。Ⅲ型若是小于 6 个月龄的婴儿,常致细支气管炎或肺炎,此型尚可有呼吸道以外的症状,如心肌炎、心包炎、脑膜炎、多关节炎等。Ⅳ型感染一般无症状。

2. 呼吸道合胞病毒感染　本病潜伏期 3~7 天,是婴幼儿最严重的感染性疾病之一。本病主要以 6 月龄以下婴儿为多见,其中以 2 月龄发病率最高。常先有上呼吸道感染症状,2~3 天后病情加重,可发展为细支气管炎和肺炎,出现咳嗽、呼吸急促困难,重者甚至会发生呼吸道阻塞、发绀、呼吸衰竭、窒息死亡。较大儿童及成人症状较轻,常表现为上呼吸道感染。

3. 鼻病毒感染　本病潜伏期 1~3 天,是普通感冒最主要的病因。鼻病毒的型别较多,许多型别可同时在人群中传播。成人症状较轻,对婴幼儿可引起细支气管炎、肺炎,症状比由呼吸道合胞病毒感染引起的要轻。

4. 柯萨奇及埃可病毒感染　本病潜伏期 3~6 天。感染可引起上呼吸道症状,夏秋季为高发季节。柯萨奇病毒感染可致流感样症状,如发热、头痛、全身不适等,持续 1~2 周,成人多患气管炎,婴幼儿多患肺炎。埃可病毒感染可致鼻炎、咽炎、气管炎,甚至肺炎。

5. 腺病毒感染　本病潜伏期 3~7 天。其临床表现与该病毒

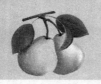
的型别有关。感染可引起咽炎、喉炎、气管炎等急性呼吸道疾病。可于冬春季暴发。除可致感冒症状外,同时可伴有滤泡性结合膜炎,或仅有结膜炎。常见夏秋季流行,与游泳有关,本病在儿童中传播很快。婴幼儿可致支气管炎、肺炎。

6. 呼吸道肠道孤儿病毒感染 本病潜伏期3～5天。经粪-口及呼吸道传播。大多无症状,也可引起上呼吸道感染、疱疹性咽峡炎、肺炎。

7. 冠状病毒感染 本病潜伏期3～5天。多在冬季流行,可致上呼吸道感染及支气管炎。

流感的临床特点为起病急,有高热、头痛及周身酸痛、神疲乏力等明显的全身中毒症状。呼吸道症状一般较轻,病程3～4天。婴幼儿、老年人和体弱者易发生肺炎等并发症。本病症的潜伏期1～2天,短者数小时,长者可达3～4天。流感的临床表现,可因其不同类型而有不同,主要有如下几种。

(1)典型流感:本型流感起病急,有畏寒、高热、明显乏力、头痛、周身肌肉酸痛、咽痛和干咳等上呼吸道症状,部分病人有轻度喷嚏、流涕和鼻塞等症状。急性热病容,咽轻度充血,肺部可有干鸣音。

(2)轻型流感:本型流感起病急,发热不高,全身和呼吸道症状均较轻。

(3)肺炎型流感:本型流感多见于婴幼儿、老年人,以及原有慢性疾病等免疫功能低下者。轻者发病类似典型流感。但发热持续较长。重者则起病急,高热、剧咳、血痰、气急,甚至发绀,乃至呼吸衰竭致死。两肺布满湿啰音,但无肺实质病变征兆。X线检查两肺有散在絮状或结节性阴影,由肺门部向四周扩散。

(4)中毒性流感:本型流感在流行性感冒流行期间偶见,主要临床表现为中枢神经系统征候,个别患者也可有中毒性心肌炎。

(5)胃肠型流感:本型流感主要表现为呕吐、腹泻症状,一般

2～3 天即可恢复。

(九)感冒的常见并发症

　　由病毒引起的感冒(包括普通感冒、流行性感冒),在其病程中常可伴发并发症。如普通感冒常见的并发症有中耳炎和鼻窦炎,临床表现为耳部疼痛,头面部疼痛。继发细菌感染时有高热,偶尔可继发菌血症,诱发肺炎、脑膜炎等,或可导致哮喘发作和原有慢性支气管炎加重。

　　流行性感冒不仅对人类健康构成直接的危害,而且还在于它可能引发严重的并发症。流感一般易并发细菌性上呼吸道感染、气管炎或支气管炎、细菌性肺炎,从而进一步并发心力衰竭和呼吸衰竭而死亡。有时也会出现暴发性出血性流感、急性肺水肿、Reye 综合征等并发症,甚至导致患者死亡。流感还可导致心肌炎、心包炎、脑膜炎、脑炎、格林-巴利综合征等严重并发症。有资料报道,通过 1918 年美国流感大流行幸存者冠心病死亡率数据分析认为,1918 年流感大流行,以及以后出现的流感流行对 20 世纪的冠心病死亡率起了决定性的作用。

　　为了打败感冒,战胜并减少并发症,很有必要对其主要并发症作概要的认识和了解。

　　1. 急性中耳炎　本病常在感冒后 1～2 日由细菌继发感染所致。主要临床表现为耳闷、耳鸣、耳痛,重者可出现眩晕。如并发耳鼓膜穿破(穿孔)时,可有脓性分泌物外溢。体检耳鼓膜内陷、充血,扩张的血管清晰可见。有时可见鼓室积液,积液达一定量时,可在锤骨柄前后方显出发状弧形液线。耳鼓膜活动受限。如已有穿破时,则可见耳鼓膜穿孔。

　　2. 急性鼻窦炎　本病在感冒后 3～5 日内,由细菌继发感染引起,可有发热、头痛、鼻腔脓性分泌物、乏力、头晕等。受累的鼻窦区(以前额窦多见)有压痛。病人有鼻塞、嗅觉减退、头痛且低头

15

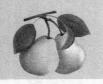

时加重等症状。若为上颌窦炎,则面颊部痛;若为额窦炎,则前额和眼眶上方痛;若为筛窦炎,则眼内眦部痛。上颌窦炎疼痛,上午轻下午重;其他鼻窦炎则为上午重下午轻,夜间不痛,由带黄色鼻涕转为纯脓性鼻涕,并可有全身不适等症状。检查可见鼻黏膜充血、水肿;白细胞总数及中性粒细胞百分率增高。

3. 继发细菌感染 由于少数婴幼儿或年老体弱、慢性病患者抵抗力差,因而感冒往往难以如期痊愈,且易在普通感冒的基础上,常出现持续发热、咳嗽频繁,久而久之,还可出现胸闷、胸痛、痰量增多、痰色变黄等症状。体检双肺呼吸音粗,可闻及湿性啰音。血常规检查中,白细胞计数升高,常大于 10.0×10^9/升,白细胞分类中性粒细胞明显升高,可达 80%～85% 或 85% 以上。X 线胸透可见肺纹理增粗、紊乱,重者可形成片状阴影。

4. 原发性流感病毒性肺炎 本病为严重的肺部并发症。流感症状急剧进展为其基本特征,有持久高热、呼吸困难、发绀、痰量不多,但可伴有血痰。重症患者,肺部有弥漫性湿啰音,胸部 X 线显示弥漫性间质浸润或表现为急性呼吸窘迫综合征的影像学改变,有低氧血症的表现,如心率增快、心音低钝、心律失常、发绀,血压初期增高以后下降等。

5. 细菌性肺炎 流感症状缓解 2～3 日后,又出现发热,伴有细菌性肺炎症状和体征,包括咳嗽、咳脓性痰等。胸部 X 线显示肺部实质性改变。流感后继发肺部感染常见于患有慢性心肺疾病的患者。常见致病菌有肺炎链球菌、金黄色葡萄球菌和流感嗜血杆菌。

6. Reye 综合征 本病指的是甲型和乙型流感的肝脏、神经系统并发症,且多见于 2～16 岁儿童,因与流感相关,可呈暴发流行。其临床特征是,流感急性呼吸道感染热退数日后,出现恶心、呕吐,继而出现嗜睡、昏迷、惊厥等神经系统症状,有肝大,但无黄疸,血转氨酶和乳酸脱氢酶增高,脑脊液检查正常,无脑炎征,脑部仅有脑水肿和缺氧性神经细胞退行性改变,肝细胞有脂肪浸润。

7. 急性气管炎 本病主要由于流感病毒、副流感病毒及细菌等感染所致。起病往往有上呼吸道感染症候群,如鼻塞、喷嚏、咽痛、声音嘶哑等。全身症状轻微,可有轻度畏寒、发热、头痛、全身酸痛等。主要症状为咳嗽,伴胸骨后疼痛。轻的仅为刺激性咳嗽,初起时痰不易咯出,1～2 日后由黏液转成黏液脓性痰,较重的病例,往往表现在晨起、晚睡体位改变,吸入冷空气或体力活动后,有阵发性咳嗽。有时终日咳嗽,甚至引起恶心、呕吐,以及全胸或腹肌疼痛。若伴支气管痉挛,则可有哮鸣和气急。病程一般均较短,发热和全身不适可在 3～5 日内消退,咳嗽有时延长数周方愈。体检可有咽部充血、颌下淋巴结肿大。当黏液分泌物在较大气管里时,则可有粗的干性啰音,咳嗽后可消失;水样分泌物积留在小支气管里时,则在肺底部可听到湿性啰音,有时可闻及哮鸣音。实验室检查白细胞总数多正常。胸部 X 线检查无异常。

8. 心肌炎 某些病毒如柯萨奇病毒,可通过过敏或自体免疫机制形成心肌炎,且多见于婴儿,亦可见于体质弱的老年人。病人除部分较重者因心力衰竭而引起气急、端坐呼吸、水肿等以外,较轻者的症状不显著(只有在心电图检查时才发现心肌炎改变)。患者可有心悸、心前区痛、发热、食欲减退、乏力等症状。体检心脏呈现增大,轻症者也可无增大。可伴有心力衰竭征象,如颈静脉充盈、肝脏大、下肢水肿等,严重时可有奔马律,心尖第一音常减弱,并在心尖区可听到收缩期吹风样杂音,甚至听到舒张期杂音。杂音常与发热同时存在,多由于血流加速所致,也可由于左心室扩大,造成相对性二尖瓣关闭不全或狭窄所致,在心肌炎好转后杂音逐渐消失。心率常增快,增快的程度与体温的升高不成比例,提示心肌炎的存在;偶尔也可见心动过缓;可有异位性心律,如早搏(期前收缩)、室上性或室性心动过速、房室传导阻滞等。实验室检查,白细胞总数可增多,血沉常增快。心电图检查常有 T 波低平或倒

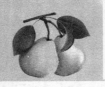
置,也可有 ST 段下移,但较少见;可有早搏,1～3 度房室传导阻滞及束支传导阻滞,室上性或室性心动过速,QT 间期延长,低电压等。X 线检查可见心影像增大、心搏减弱。出现以上征兆,要引起高度警惕和重视。

值得一提的是,小儿患了感冒,病原体侵入体内,不仅可出现呼吸道的炎症反应,也可出现心肌的炎症反应,且多出现于体弱或感染病毒症状较重的小儿。本病在感冒时或感冒后 1～3 周,出现胸闷、心悸、乏力、心前区疼痛、心律失常,严重者可出现急性心力衰竭或心源性休克。如果出现以上症状,应立即送小儿到医院检查、治疗。

9. 急性咽炎、扁桃体炎　本病主要症状为发热、咽痛,伴有畏寒、头痛、发热及全身不适。多发于幼小儿童及体弱的老年人。表现为咽部充血、扁桃体充血肿大,有时可见到薄膜状白色分泌物,或脓性渗出。咽后壁淋巴滤泡增生肿大,咽喉部黏膜有时可见疱疹,直径 1～2 毫米,破溃后会形成溃疡,周围有红晕,称疱疹性咽喉炎,大多由肠道病毒引起。腺病毒感染(多为 3、7 型)除咽炎、扁桃体炎外,还可伴发单侧或双侧的急性眼结膜炎,即称咽结合膜热。

10. 急性喉炎　感冒后可继发感染,引起急性喉炎,主要表现为喉干、发痒、疼痛、声音嘶哑或失声、呼吸不畅、发热、头痛、全身不适、食欲减低、恶心等症状,有时咳嗽可伴"吼"鸣(小儿可窒息),并咯出脓性分泌物。体检可见喉部黏膜充血、水肿(喉镜观察)、声哑、有"吼"鸣。实验室检查:白细胞总数及中性粒细胞百分率增多。

值得一提的是,老年人感冒后继发喉炎,除发热等周身症状及上呼吸道症状外,喉炎以声音嘶哑或失声为突出表现,严重者伴有犬吠样咳嗽声。少数可因喉头水肿引起不同程度的喉梗阻症状。哮吼(急性阻塞性喉-气管-支气管炎)系会厌或喉、气管、支气管的广泛炎症,声带和声门下组织肿胀,加之黏稠的分泌物,使气道狭窄,伴吸气性哮鸣音。严重者可表现为吸气性呼吸困难,甚至导致缺氧死亡。病程多在 1 周左右。

11. 单纯疱疹 本病主要侵犯表皮和黏膜的交界处,尤以口角、唇缘及鼻孔周围最为常见,临床上又名唇疱疹或热疮。开始局部皮肤有灼热感和瘙痒感,微红,继即出现群集的大小水疱,几个到几十个,常成一簇,内含透明浆液。本病系一种自限性疾病,大多不治自愈。治疗主要是对症处理,即保持局部清洁,避免继发感染、促其干燥结痂等。

12. 急性肾炎 少数感冒患者在感冒后 1～3 周,可发生面部水肿,常在清晨起床时眼睑肿,程度可轻可重,一般水肿持续 1～2 周即开始消退,重症者历时较长,可达 3～4 周。常伴有头痛、头昏、发热、腰酸、腰痛、尿血、尿少、恶心、呕吐、疲乏、鼻出血等症状。体检可见眼睑水肿、血压升高,少数可出现眼底小动脉痉挛及轻度视网膜乳头水肿(与血压升高有密切关系)。实验室检查:尿比重常稍增高,多在 1.022～1.032;血尿者约占 40％,严重时可为全血尿,大多呈浑浊咖啡色,轻症者则只有显微镜血尿;全部病例几乎都有蛋白尿,一般病后 2～3 周,尿蛋白转为少量或微量;尿沉渣有红细胞、管型(早期常以透明管型为多,可伴有红细胞管型及颗粒管型)。血白细胞总数及中性粒细胞百分率多为正常,血沉常增快,少数病例可有非蛋白氮升高。

(十)感冒的危害不容忽视

说起感冒,尤其是普通感冒,在人们的心目中都不当回事,"不就是鼻塞、头昏、流清水鼻涕、嗓子有点疼吗",认为吃几粒速效感冒胶囊,或感冒清等,过了几天就好了。当然,由病毒引起的单纯性普通感冒,如无并发症,对于大多数感冒患者,即使不治疗,过一段时间也会自行好转,这反映了感冒是一种自限性疾病的特征。

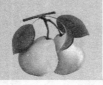

但事实上，忽视感冒，以及对感冒的危害性认识不足，会由此而付出巨大的代价，这向人们提出了严重的警示：感冒的危害不容忽视！

人类可以做到把人送上太空，却没有能力杜绝病毒性感冒引发的肆虐。许多实例给了我们深深的教育，并从中得到启迪。

1969年2月7日晚上，在美国肯尼迪发射场，火箭发射已进入倒计时，指挥塔突然传出停止发射的命令。原来在正要升空的"阿波罗9号"宇宙飞船上，3名宇航员都出现了感冒的典型症状：鼻塞、流涕、咽痛，还有随之而来的疲倦。美国宇航局对此进退维谷，最后只好忍痛延期发射。3名宇航员经过隔离疗养，1周后完全康复，于同年3月3日重新登上"阿波罗9号"。而这次感冒却给美国宇航局造成了50万美元的损失，这可能称得上是有史以来代价最为昂贵的普通感冒了。

就普通感冒而言，也绝非可等闲视之。有资料报道，在美国，因感冒每年大约要造成30亿个工作日的劳动效率下降；学生中有6亿天的病假缘于感冒；上班的人则丧失约5亿个工作日，再加上购买治疗感冒的药片、止咳糖浆、滴鼻药水、门诊检查费等，会因感冒每年要损失约50亿美元。截至现在，感冒仍然是困扰美国民众的一个实际问题。其他国家如英国、荷兰也有类似的统计报道。

现代医学研究表明，感冒（包括普通感冒、流行性感冒）主要是由病毒侵袭人体引发的急性呼吸道感染性疾病，均具有传染性。研究结果还指出，病毒可以在人体内，尤其是在鼻腔黏膜内生长繁殖。打喷嚏、擤鼻涕等都可将病毒排出，混悬在气流之中，一旦被他人吸入，病毒就可在他人体内生存与繁殖起来。若是普通感冒会引起散在的局部传染，若是流感病毒引致的流行性感冒，还会引发大范围的传播，甚至在世界范围内大流行。

人类对流感的认识最早可以追溯到公元前412年的古希腊时期，当时，西方医学先驱希波克拉底就已经记述了类似流感的疾病。美国流行病学家亚历山大·兰米尔等人认为,开始于公元前431年的伯罗奔尼撒战争中,雅典人的失败可能是流感与中毒的结果。这场失败的战争终结了雅典人称霸的美梦。到了19世纪,德国医学地理学家希尔施(Hirsch)详细列表记述了自公元1173年以来的历次类似流感的流行病暴发情况。明显由流行性感冒引起的第一次流行病发生在1510年的英国。后来在1580年、1675年和1733年也曾出现过因流行性感冒引起大规模流行病的情况。而对流感大流行最早的详尽描述是1580年,自此以后,文献中共记载了31次流感大流行。自20世纪以来,就有5次造成世界性大流行的记载,即1900年、1918年、1957年、1968年和1977年。

在我国,1957年发生的流行性感冒所波及全国的范围及其影响程度,上了年岁的人都是记忆犹新的。

1957年,由甲型流感病毒(H_2N_2)所致的"亚洲流感"(Asian Infuenza),首发于我国贵州西部,疾病迅速蔓延并最终形成全球大流行。这次流感发病率平均为50%,全世界有10亿多人患病,有280万人死亡。有资料报道,据美国公布的统计数字,在1957年的"亚洲流感"流行期间,美国共有7万人因此而死亡。流行病学和病毒学研究提示,其病毒可能是由带有人H_1N_1病毒株的动物与亚洲禽H_2N_2病毒株的混合感染所致。自此之后,H_2N_2病毒完全取代了以往的H_1N_1病毒,开始在全世界蔓延流行。之后,1968年又出现了由甲型流感病毒H_3N_2所致的"香港流感"(Hong Kong Influenza),始发于香港,同样形成了全球大流行。仅美国就出现了103万有生命危险的病例,有3.4万人因感染流感病毒而死亡。自此以后,H_3N_2病毒又完全取代了H_2N_2病毒开始在全世界流行。

在1957年"亚洲流感"及1968年"香港流感"暴发流行期间,各年龄组均易感,死亡率升高,65岁以上老年人尤为显著。在具有高危因素(如心肺疾病)的人群中出现了较高的死亡率。但是,

21

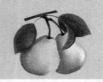

身体强健的年轻人发病率大大低于 1918 年。以 1957 年甲型流感病毒流行而言,在 6 个月内波及全世界,我国 2 个月内即形成了全国大流行,据有关资料报道,仅上海市发病率就高达 54%。

从以上简列的统计资料,就足以表明,对感冒的危害是绝对不容忽视的。尤其对老年人、婴幼儿及孕妇等特殊群体,显得特别重要。

现代医学研究表明,甲型流感常有流行发生,威胁性最大。老年人常伴有心肺及其他慢性疾病,机体免疫功能较低,患流感时易并发肺炎或其他病症。所以流感被认为是老年人及艾滋病病人的一个严重威胁。对老年人来说,即便是热伤风(普通感冒),假若忽视了,也能酿成大病,带来严重的伤害和危害。

热伤风就是指夏天的普通感冒。主要由两个原因所致,一是感受暑热之邪,二是过分贪凉,洗冷水澡或空调开得过冷。有人以为热伤风是小病,不必太在意。专家提醒广大老年朋友,本病虽不复杂,但大意不得,要不然会引发其他疾病。有报道资料,一位老太太因开空调过凉,得了热伤风,原以为吃点药就没事了,可几天后病情加重,经检查发现她原有的肾盂积水又增多了,并影响到肾脏功能,致使医生考虑要为她做肾切除术。像这样因热伤风而使病情恶化的例子并非是个别现象,不少老年人感冒发热往往会并发肺炎,甚至诱发脑中风、心肌梗死等危险病症。因此,患有肺病、肾病、脑中风、心脏病及糖尿病等慢性的中老年人一旦患热伤风,一定要及时治疗,否则可能会加重病情。相对于年轻人,老年人由于正气素亏,抗御外邪入侵能力下降,而盛夏季气候炎热,易耗气伤津,毛孔开泄,一旦从较热的环境突然进入较凉的环境时,机体来不及适应和调整,容易被外邪侵袭,所以抵抗力较低的老年人就更容易患热伤风。特别是那些气虚、阳虚、阴虚燥热的老年人更应严加防范,万万不可掉以轻心。

2004 年 8 月 20 日《扬子晚报》报道:因轻视感冒酿成大祸,一

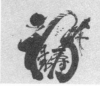

一、感冒的基础知识

名四龄童的幼女在一次小感冒后得了重症心肌炎，医生不得不用
"起搏器"抢救她的生命。该病例具有典型意义，现简述如下：4 岁
的小怡半月前得过一次重感冒，家里没当回事，以为孩子只是着
凉。当其再次感冒时，她的父亲就带她去公园晒太阳，不料途中忽
然发现女儿全身僵硬，并不停地发抖，立即送她到某医院，女童被
送进急救室时全身抽搐，嘴唇发绀，心脏停止跳动。由于注射"强
心针"已无效，医生只有通过不间断地心脏按压维持孩子心脏跳
动。但医生只要一停止按压，3 分钟后孩子的心脏就再次停止跳
动，安装临时"起搏器"是孩子存活惟一的希望，但是手术风险极
高，到目前为止，国内外还没有 4 岁儿童成功安装"起搏器"的先
例。装"起搏器"需要用"穿刺针"穿刺孩子静脉连到心脏，帮助孩
子心脏恢复跳动。儿童静脉血管非常细，一般直径还不到成人的
1/4，找准孩子静脉相当困难。主任医师最后选择从相对较粗的
"股静脉"刺入，整个过程用时 3 分钟，而一般成人安装"起搏器"不
超过 1 分钟。当晚，安装了"起搏器"的 4 岁女童心脏跳动逐渐恢
复正常。当记者采访时，小怡已经脱下临时"起搏器"，病情恢复
稳定。

以上实例足以表明，绝不要轻视感冒，特别是 6 个月以上至 2
岁的婴幼儿，遇有感冒，必须高度重视。医学专家指出，现在家长
不重视小感冒耽误孩子病情的事时有发生。孩子抵抗力差，反复
感冒自身又不产生抗体，如果不彻底治疗，病毒很可能侵犯心脏，
累及心肌。4 岁的小怡是感染了常见的柯萨奇病毒，出现重感冒
后没有及时治疗，导致了病毒侵犯心肌，造成严重后果。专家提醒
家长，孩子出现反复感冒、腹泻时一定要到医院及时治疗。

值得特别提出的是，低龄儿童具有无法表述病症的特殊性，这
就需要家长或看护人员在照料过程中提高警惕。如发现孩子经常
感冒、发育迟缓或心脏有杂音等症状，就应及时到综合性的大医院
就诊，以免延误了最佳的治疗时机。

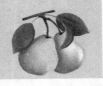

有关感冒危害性问题的一项最新研究报告表明,准妈妈在怀孕前期患上流感,可能损害胎儿大脑,增加孩子未来患精神分裂症的危险。研究人员对 64 个家庭进行了取样研究,结果发现如果孕妇在怀孕前 3 个月患流感,生下的孩子成年后患严重精神失调的可能性是其他孩子的 7 倍。由此可见,怀孕期的准妈妈应高度重视感冒(包括普通感冒、流行性感冒),并及时在医师指导下治愈感冒,这对优生优育具有特别重要的意义。为了孩子,千万别忽视感冒的积极防治措施!

(十一)感冒的鉴别诊断

1. 过敏性鼻炎 本病是由于人体对某些过敏原敏感性增高而引起鼻黏膜水肿、黏液腺增生和鼻黏膜上皮下嗜酸性细胞浸润为主的一种过敏反应,亦称变态反应性鼻炎。常有鼻塞、喷嚏、流涕等与普通感冒相类似的症状。过敏性鼻炎患者常有突感鼻塞,鼻、软腭、眼部发痒,连续打喷嚏,大量流清水鼻涕等症状。数小时后症状会减轻或消失。有的患者伴有暂时性或永久性嗅觉减退或丧失。鼻分泌物涂片,嗜酸细胞增多有助于鉴别。本病的特点是发病快,痊愈快,常在数小时内症状消失,而且没有传染性。

2. 急性鼻窦炎 本病患者有鼻塞、嗅觉减退、头痛且低头时加重等症状。若为上颌窦炎,则面颊部痛;若为额窦炎,则前额和眼眶上方痛;若为筛窦炎,则眼内眦部痛。上颌窦炎疼痛,上午轻下午重;其他鼻窦炎则为上午重下午轻,夜间不痛。急性鼻窦炎的主要症状是鼻塞和流脓鼻涕,由带黄色鼻涕转为纯脓性鼻涕。可有发热及全身不适。检查时,发炎的鼻窦区有压痛、鼻黏膜充血、水肿现象,白细胞总数及中性粒细胞百分率增高。

3. 急性咽炎 本症起病较急,其临床特征是咽部症状突出。初感咽部干痒、灼热疼痛、吞咽不便、咽部分泌物增多及咳嗽。炎症延及喉部时则呈嘶哑声,可有发热、神疲乏力、食欲减退、便秘等症状。检查可见咽部充血、肿胀,软腭及悬雍垂水肿,咽后部可有分泌物覆盖,颌下淋巴结肿大及压痛,白细胞总数及中性粒细胞百分率增高。

4. 急性扁桃体炎 本病症多发于青少年,尤其是 3～9 岁少儿,发病初期症状与普通感冒相似,有恶寒、发热,咽部疼痛较感冒严重,吞咽食物及饮水时明显,且其疼痛可反射到耳部。检查可见扁桃体肿大、充血,甚至化脓。

5. 麻疹 麻疹是由麻疹病毒引起的急性传染病。多侵犯 6 个月至 5 岁的幼小儿童,冬末春初流行,潜伏期比感冒长,一般在 10 天左右,发病也缓慢。麻疹早期,有明显的上呼吸道及眼结膜卡他症状。即有发热、畏光、流涕、咳嗽等症状,容易与流行性感冒相混淆。麻疹突出症状有结合膜充血、流泪、明显怕光、眼睑水肿等。在其发病第二或第三天可在患者颊黏膜及唇内侧,出现红晕的针头大小的灰白色小点,直径 0.5～1 毫米,用压舌板刮不掉,由少逐渐增多,可能相互融合,称为口腔麻疹斑,亦称麻疹黏膜斑,此斑一旦出现,即可确诊。感冒无此斑出现。麻疹发病第四天,可在耳后、颈部,甚至延及全身出现直径为 2～5 毫米的丘疹,初为鲜红色,后变为暗红色,此特征有助于鉴别诊断。

6. 百日咳 百日咳是由百日咳杆菌引起的急性呼吸道传染病,常见于小儿,冬春季易发病,5 岁以下儿童为易发人群。此病起病缓慢,病程较感冒长。其特征是阵发性痉挛性咳嗽,并伴有深长的鹭鸶样吸气声。本病初期与感冒症状相似,容易混淆。一般经过 7～10 天,会出现特征性痉咳,即阵发性短促咳嗽,声声相连,连续十余声或几十声,经短时间暂歇后再反复发作,这些特征均有别于感冒,可作为鉴别诊断依据。

7. 脊髓灰质炎 小儿脊髓灰质炎是由脊髓灰质炎病毒引起的急性传染病。本病多发生在夏秋季节,主要通过消化道传染,且易侵犯 1～5 岁儿童。发病初期多有低热、咽痛、咳嗽,可急可缓,

25

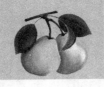

发热一般在 38℃～39℃,经过 2～3 天体温可恢复正常。1～6 天后,再次发热,与第一次发热形成两次发热高峰,即为"双相热型"。这是脊髓灰质炎发热的特殊热型,依此可与感冒相鉴别。脊髓灰质炎发病以食欲减退、恶心、呕吐、腹痛、腹泻或便秘等消化道症状为主。发病第 3～10 天会出现肌肉疼痛、感觉过敏、项背强直,以致出现肢体(上肢、下肢或上下肢兼有)麻痹及瘫痪等症状。此病由于好发于 5 岁以下小儿,所以又称"小儿麻痹症"。

8. 大叶性肺炎 本病主要症状为寒战、高热、胸痛等突然起病,且在发病第二、三天常咳铁锈色痰。多为 1 个肺叶侵犯为主的肺炎。白细胞总数及中性粒细胞百分率比肺炎型流感明显增多。X 线检查可做辅助诊断。

9. 支原体肺炎 支原体肺炎是由肺炎支原体引起的急性下呼吸道感染。本病多侵犯青少年。起病缓慢,病情较轻。发热、咳嗽、少量黏液或脓痰为其主要特征,肺部体征常不明显。病初仅头痛、乏力,2～3 天后头痛加重,或以阵发性干呛咳嗽为特征,而后咳少量黏液,痰中带血或咯血,极少有脓痰、胸骨后痛或胸痛。发热,体温多低于 38℃,可呈弛张热型,持续约 2 周。可伴有寒战、咽痛、流涕、刺激性咳嗽、食欲减退、恶心等症状,病程可持续 1～3 周或数月。部分患者可有咽部充血、颈部淋巴结肿大,约有半数病人可查及两肺干、湿啰音。冷凝集试验,病程第一周末或第二周初可检测到 IgM 抗体,效价≥1∶32,或双份血清滴度大于 4 倍以上,其有辅助诊断意义。有实验室条件,可采用免疫印迹法、核酸杂交技术等检测肺炎支原体的抗原和特异性核酸等。

10. A 群链球菌感染 A 群链球菌感染,亦称 A 组链球菌感染,有咽干、咽痛等症状,咽拭子涂片、培养可作鉴别。

值得高度重视的是,A 组链球菌即化脓性链球菌是人类细菌感染中最主要的病原菌之一,可引起全身各处的化脓性疾病,最常见的有急性咽喉炎、急性扁桃体炎、猩红热、丹毒、肺部感染、皮肤软组织感染及全身性感染,而且,还是变态反应性疾病风湿热和急性肾小球肾炎的间接病因。近年来,严重的 A 组链球菌感染又逐渐增多,大多数患者为健康成年人和儿童,感染呈急进性,易与普通感冒和流行性感冒等病症相混淆,尤其是儿童,在发病初期就应重视该病的鉴别诊断。尤需关注的是,A 组链球菌所引起的化脓性疾病,若不及时正确地治疗,则可呈迁延状态,甚至病情加重,发生败血症、深部软组织感染、休克和多脏器功能障碍综合征。如链球菌中毒性休克综合征(STSS),病情严重时,还可出现成人呼吸窘迫综合征(ARDS)、播散性血管内凝血(DIC),甚至多脏器功能衰竭等,病死率高达 30% 以上。

11. 脑脊液鼻漏　本病表现为鼻流清涕,而无呼吸道感染的症状。检测其糖含量和其他生化指标,结果类同脑脊液。依此,可与具有相关症状的普通感冒加以鉴别。

12. 流行性脑脊髓膜炎　流行性脑脊髓膜炎,简称"流脑",是由脑膜炎双球菌所引起的急性传染病。本病常在冬春季节流行,多见于儿童,通过空气中的飞沫传播。流脑的早期症状与流感相似,容易发生误诊。流脑主要临床表现为:发病急,突然高热,剧烈头痛,并有呕吐,且精神萎靡、嗜睡,伴有神志障碍等,皮肤黏膜有出血点或瘀斑,颈部强直,克氏征阳性等脑膜刺激征。患者有时可见口唇疱疹等。辅助检查可见白细胞总数明显增高,中性粒细胞百分率亦明显增高;脑脊液穿刺(必要时做)呈化脓性改变;脑脊液涂片及瘀斑涂片,可检出或找到脑膜炎双球菌;血液和脑脊液细菌培养为阳性。根据临床脑膜刺激征、皮肤黏膜出血(斑)点及细菌感染的检查结果,均可与感冒相区别。

13. 流行性乙型脑炎　流行性乙型脑炎,简称"乙脑",是由日本脑炎病毒所引起的急性传染病。经蚊媒传播,发生于夏秋季节,且易侵犯儿童。本病初起症状有头痛、呕吐、颈部强直、抽风、昏迷等,需与中枢神经型流感相区别。乙脑早期即有嗜睡,自第4~10

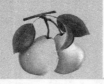

天,出现高热、抽风,且多由嗜睡进入昏迷,还会有浅反射消失、肌张力增强、肢体痉挛、脑膜刺激症状及锥体束症状。这些特征性症状一旦出现,与感冒的鉴别并不困难。血象检查中,白细胞总数及中性粒细胞百分率(占 80%～90%)均高于中枢神经型流感,且脑脊液中以中性粒细胞为主(中枢神经型流感脑脊液中以淋巴细胞为主),可依此做出鉴别。本病早期诊断则需根据流行季节,给予高度重视。

14. 流行性腮腺炎 流行性腮腺炎,中医称"痄腮",为流行性腮腺炎病毒所致的急性传染病。本病以腮腺肿胀伴有疼痛为其主要特征,且多伴有发热和轻度全身不适。潜伏期 14～21 天,平均约为 18 天。由于本病患者多为青少年和儿童,且腮腺肿胀出现较早,一旦出现,即可与感冒相区分,因此一般临床鉴别诊断并不困难。对于少数不典型病例,需根据当地的流行情况及接触史加以注意,防止误诊。

15. 猩红热 猩红热是由乙型溶血性链球菌所致的急性传染病。猩红热的传染源主要为病人和带菌者,借空气飞沫通过呼吸道传播。其典型临床特征为发热、咽峡炎、全身弥漫性鲜红色皮疹和疹退后有明显的皮肤脱屑。若诊治不及时,少数病人在病后可出现风湿热、风湿性心脏病、急性肾小球肾炎等并发症。由于猩红热与感冒都是冬春季常见病,且早期症状如高热、咽痛、头痛、全身不适、儿童伴有呕吐等,均较为相似,所以容易混淆。但猩红热发病后,咽部明显红肿、疼痛,且于一昼夜内出现典型皮疹,舌质鲜红,无苔如杨梅,中医称其为"杨梅舌"。另外,面部充血潮红,口鼻周围无充血,称为"口周苍白圈"。这些症状具有典型性,均与感冒有明显不同,有助于鉴别诊断。

16. 败血症 本病有畏寒、高热、精神萎靡,也可出现神经系统症状,有时需与流感鉴别。败血症患者能查及有细菌进入血液的病灶,如有皮肤、黏膜等处的感染病变等,全身症状也较重。白细胞总数及中性粒细胞百分率比流感明显增多。除由上呼吸道感染而引起的败血症外，没有其他上呼吸道症状，均有助于与感冒的鉴别诊断。

17. 急性胃肠炎　急性胃肠炎患者多伴有典型的呕吐、腹泻症候群，应与胃肠型流感相区别。胃肠型流感儿童较多见，表现为全身不适、畏寒、发热、食欲减低、恶心、呕吐、腹泻等。急性胃肠炎患者多可查知有饮食不慎等明显病因，且没有呼吸道症状，有助于鉴别。

18. 急性菌痢　急性菌痢患者有腹痛、腹泻、呕吐等症状，应与胃肠型流感相鉴别。急性菌痢多在夏秋季发病，且有排脓血样粪便及伴有里急后重症候，每天排便可多达数十次。粪便检验有吞噬细胞及大量脓细胞，以上这些特征有助于鉴别诊断。

19. 病毒性肝炎　在病毒性肝炎的黄疸前期，有畏寒、发热、头痛、上呼吸道症状，在发病早期与感冒鉴别较难。随着疾病的发展，病毒性肝炎的恶心、呕吐、腹胀等胃肠症状较流感明显，且出现黄疸、肝大等典型症状，鉴别诊断较容易。

20. 钩端螺旋体病　钩端螺旋体病是由致病性的钩端螺旋体引起的自然疫源性急性传染病。本病主要流行于夏秋季节，带菌动物（如鼠类、猪、犬等）为本病传染源。人经皮肤破损处接触病畜的排泄物或污染的水和土壤是感染的主要途径；病菌也可经口摄入，从消化道黏膜侵入；胎儿可经胎盘受到感染。本病的临床表现复杂，轻型似流感，重型表现为肺出血型、黄疸出血型及脑膜脑炎型等。肺弥漫性出血、心肌炎、溶血性贫血及肝、肾衰竭为常见致死原因。鉴别诊断中，要重视病史的采集，并密切观察病情的发展。采用体液培养或动物接种技术可分离病原体，同时，应用暗视野显微镜也可直接检查出病人血、尿及脑脊液等标本中的钩端螺旋体，查出即可鉴别诊断。

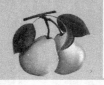

(十二)感冒的实验室检查

1. 普通感冒的实验室检查　普通感冒的诊断主要依靠临床表现,一般实验室检查无特异性。普通感冒是因感染病毒所致的急性上呼吸道感染性疾病,且具有传染性。同时,多种病毒(除流感病毒外)均可引起普通感冒的临床症状,这些病毒包括黏液病毒(副流感病毒、呼吸道合胞病毒)、微小核糖核酸病毒(鼻病毒)、肠道病毒(柯萨奇病毒 A、B 和埃可病毒)、腺病毒、呼吸道肠道孤儿病毒、冠状病毒等,目前,还不断发现新的病毒型别。其中,鼻病毒感染是普通感冒最主要的病因(病原体),占成人上呼吸道感染的20%～50%。人鼻病毒已发现的血清型超过 120 种。且某些动物鼻病毒也能使人感染发病。因此,高度重视普通感冒的实验室检查,具有重要意义。目前,普通感冒的实验室检查有以下几项。

(1)血常规检查:若是由病毒引起的普通感冒(包括上呼吸道感染),白细胞计数正常,甚至偏低,但淋巴细胞比例可升高。

若由细菌引起的上呼吸道感染(如细菌性咽-扁桃体炎),则白细胞计数增多明显,并有核左移现象。

(2)病毒和病毒抗体的测定:早期鼻咽部分泌物涂片细胞学检查对判定感染性质有参考意义。如发现多数柱状纤毛上皮细胞坏变(CCP)及胞浆内或胞核内包涵体(嗜酸性或嗜碱性)存在,而中性粒细胞较少,应考虑为病毒感染。

对所取鼻咽部分泌物或咽拭子,视需要可用免疫荧光法(IFT)、酶联免疫吸附检测法(ELISA)、血清学诊断等方法做病毒分离与鉴定,以判断病毒的类型,区别病毒和细菌感染。

(3)细菌培养:取痰或咽拭子培养,以判断致病的细菌类型,选择敏感药物。

2. 流行性感冒的实验室检查　流行性感冒是由流感病毒引起的急性呼吸道传染病。因其发病率高,在传染病中居首位。主要通过飞沫传播。流行性感冒分甲、乙、丙3型,其中甲型流感常有流行发生,威胁性最大。

对流感的诊断应十分重视发病季节、流行趋势、临床表现,以及实验室检查,尤其病毒株的分离和鉴定等,这对及时、正确地制定流感的防治措施,是极为重要的。流行性感冒的实验室检查有以下几项。

(1)血常规检查:外周血白细胞总数减少,淋巴细胞相对增多,嗜酸细胞(即嗜酸性粒细胞)消失。

若并发(或合并)细菌性感染时,白细胞总数和中性粒细胞数可增高;并发横纹肌溶解者,血清肌酸磷酸激酶显著升高。

(2)抗原检测:实验室有条件时,可取患者鼻洗液中黏膜上皮细胞涂片(制作成涂片标本),用荧光标记流感病毒免疫血清染色法检测流感抗原,有助于早期快速诊断。

(3)病毒分离。急性期患者起病3天内,取咽部含漱液或咽拭子做鸡胚接种或组织细胞培养以分离病毒。

(4)血清学检查:采集病人急性期(病后5天之内)和恢复期(病后3～4周)的血清,用当前国内代表性毒株或当地新分离到病毒株为抗原,应用红细胞凝集抑制试验(HI)或补体结合试验,测定急性期和恢复期双份血清抗体,凡恢复期血清HI效价比急性期高4倍以上,即可诊断为流行性感冒病毒感染。

此项检查具有诊断价值,但不能用于早期诊断。此类试验主要用于回顾性诊断和流行病学检查。

近年来发现,乙型流感病毒感染的患者,用常规的HI测定很难测出抗体的阳转。最好用中和法进行测定,或将测定抗原用乙醚裂解后再进行HI测定,即我国称之为加敏法。

(5)分子生物学诊断:采用PCR等方法测定流感病毒核糖核酸(RNA),或应用原位杂交方法进行诊断。应用聚合酶链反应(PCR)技术可直接从患者分泌物中检测流感病毒RNA。本法灵

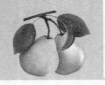

敏度高,且具有快速、直接的特点。

值得一提的是,应用免疫荧光或免疫酶染色法检测抗原具有灵敏度高、简便、快捷的特点。用鼻咽拭子取鼻黏膜脱落细胞或用患者鼻洗液中黏膜上皮细胞制成涂片,干燥后用荧光或酶标记的流感病毒免疫血清染色,在荧光显微镜下可检出抗原。如果用单克隆抗体检测,则可鉴别出甲、乙、丙型流感。

为了加深对实验室检查意义的认识和理解,以流感病毒为例,做一简介。

流感病毒属正黏病毒科,呈球形或丝状,有包膜。内层为病毒核衣壳,含核蛋白(NP)、P 蛋白和 RNA。NP 是可溶性抗原(S 抗原),具有型特异性,抗原性稳定。P 蛋白(P_1、P_2、P_3)是 RNA 转录和复制所需的多聚酶。RNA 具有 8 个不同的片段,当两株不同的甲型病毒同时感染同一宿主时,这些 RNA 片段可以互相杂交或重组。中层为病毒囊膜,由一层类脂质和一层膜蛋白(MP)构成。MP 抗原性稳定,具有特异性。外层为两种不同糖蛋白构成的辐射状突起,即表面抗原血凝素(H)和神经氨酸酶(N)。H 和N 均具有变异特性,故只是株特异性抗原,其抗体具有保护作用。

根据流感病毒 NP 抗原性不同,将其分为甲(A)、乙(B)、丙(C)3 型。按照 H 和 N 抗原不同又将同型病毒分为若干亚型。甲型流感的 H 抗原共有 12 个亚型($H_1 \sim H_{12}$),其中 $H_1 \sim H_3$ 与人流感病毒相关。N 抗原共有 9 个亚型($H_1 \sim H_9$),其中仅 N_1 和 N_2是人流感病毒所特有的。流感病毒抗原变异就是指 H 和 N 抗原结构的改变,其中主要是 H。

甲型流感病毒自 1933 年以来已经历了 H_0N_2(原甲型,A_0),H_1N_1(亚甲型,A_1),H_2N_2(亚洲甲型,A_2),H_3N_2(香港型,A_3)4次大的变异,出现新亚型。一般新旧亚型之间有明显的交替现象,在新亚型出现并流行后,旧亚型就不再能分离到。但 1977 年出现新的 H_1N_1 变异株(与 20 世纪 50 年代初期的 H_1N_1 株基本相同)

并没有取代原来已经流行多年的 H_3N_3，这两个亚型同时在世界各地循环流行，并已经发生两型交叉或重组。乙型流感病毒也有大、小变异，每一时期也有一种主流行病毒株，也有交替现象，但新旧病毒之间仍保持一定的抗原关系，因此不易划分成亚型。

人体感染流感后主要产生 3 种抗体：一是 H 抗体。能中和病毒，是主要的保护性抗体，在防止再感染中起主导作用。二是 N 抗体。其主要作用是抑制病毒从细胞表面释出，再感染其他细胞，减少病毒增殖，这在个体保护和限制流行方面均有作用。N 抗体有株特异性，由于 N 变异较慢，因而在一定时期内可有广泛交叉作用。三是 NP 抗体。是型特异性抗体，只在感染发生后才能检出(注意:疫苗接种后不能检出)，不具有保护作用，只用于诊断和新毒株型别的鉴定。

感染后呼吸道局部特异性免疫球蛋白 A(sIgA)和血清中和抗体 IgM、IgG 具有保护作用。感染后的特异性细胞免疫则主要是细胞毒性 T 细胞(Tc 细胞)和 γ-干扰素。流感后对某株病毒所获得的免疫，一般能维持 2～4 年，而且不能完全抵制因抗原漂移形成新变异株的再感染，因此流感可反复多次发生。

高度重视流感病毒分离和抗原检测，以及血清学检查，就能检出并确定流感病毒的病毒株型，可以有针对性地采取有效的防治措施，并可有效地动员和组织全社会的力量来抗击流感病毒的侵袭，保护人民大众的健康。

(十三)中医对感冒的辨证分型

感冒是由风邪侵袭人体所引起的以恶寒、发热、头痛、鼻塞、流涕、全身不适等为主要临床证候的常见外感疾病。

我国古代医典，虽无传染病之说，但我们祖先和古代医家在同疾病作斗争中，也逐步认识到某些疾病的流行性、地域性，并作了相应的记载。如《黄帝内经》一书中对外感病进行了全面论述，在

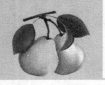

其《素问》中有"民乃厉，温病乃作"，"其病温病大行，远近咸苦"的记载，认识到温病具有传染性和流行性。被誉为"医圣"的东汉大医学家张仲景，总结了汉代以前的典籍，结合自己对多种急性传染病的诊治经验，写成了《伤寒杂病论》，创立了六经辨证，其中许多治则治法，如先表后里、急当救里、泄热存津、急下存阴等原则，汗、吐、下、和、温、清、消、补等大法，以及一系列行之有效的方剂，一直沿用至今，成为治疗急性传染病的基础方。

作为传染病的普通感冒、流行性感冒，在我国古代已有所认识。感者，即感受；冒，即触冒，或逆犯之意。感冒一词，据考证资料，首见于北宋《仁斋直指方·诸风》篇："感冒风邪，发热头痛，咳嗽声重，涕唾稠黏。"直到明代吴昆《医方考》所录，才将感冒作为病名运用。他在书中说："外感风寒，俗称感冒。感冒者，受邪肤浅之名也。六气袭人者，深者为中，次者为伤；轻者为感冒。"根据病情轻重不同，其轻者，一般通称伤风；其重者，称为重伤风；如果病情较重，并且在一个时期内广泛流行，不分男女老幼，症状多相类似的，称为时行感冒。以上这些，与现代医学定名的普通感冒、流行性感冒实有一脉承袭的内涵。对于其发病机制，认为是外邪侵犯肺卫所致。所以，一般都有肺卫表证，相当于现代医学所概括的急性上呼吸道感染症候群。病之初起，治法以解表散邪为主。如果是虚人感冒，屡感屡发，正气愈虚，邪气留恋，又当扶正与祛邪兼顾。

感冒一年四季均可发病，但以冬春季节为多见。由于四季气候的变化和病邪的不同，或由于体质有强弱、感邪有轻重之分，因此，在证候表现上有风寒、风热两大类，夹湿、夹暑等兼证，以及体虚感冒的不同。

对于群体的人类，同样患了感冒，但由于季节不同，气候不同，地域位置不同，感受外邪的方式不同，以及人体各自禀赋的不同，每位患者的临床表现就会千差万别。用中医来说，这些病人的"证候"就不相同。中医所指的"证",是对疾病过程中功能失调与病理变化的综合分析。"证"是通过一定的症状表现出来的,离开了疾病的临床表现不能正确认识"证"。证候能反映出患病的原因、发病的部位、疾病的性质,以及机体与疾病斗争情况等内容。由此可见,"证"是中医对疾病本质的认识。证候不同,疾病的本质就不同,治疗也就应该随之而异。这就是中医治疗感冒为什么要辨证论治的道理。疾病在人体身上所反映出来的证候,就是临证判断和治疗的依据,中医治疗疾病之所以能取得理想的疗效,关键就在于辨证论治。

感冒,包括普通感冒、流行性感冒,可以表现出许多证候类型,因此应针对不同的证候,选用相应的疗效方法。如风寒感冒应该用辛温解表的治法;风热感冒应该用辛凉解表的治法。如果用药不当,错用辛温的药物治疗风热感冒,就等于火上加油,感冒不但不会痊愈,反而会加重病情。日常生活中,常会遇到有些感冒患者,随便找些治疗感冒的成药来吃,效果就不理想,这不是因为药物不灵,而是由于没有辨证论治的缘故。

现代医学定名的普通感冒、流行性感冒,在辨证论治中与中医定名的感冒,有许多相似之处,因此归集在一起作辨证分型。感冒的辨证论治首先要区分基本证候类型;另外,受患者体质及素有病症等因素的影响,还可出现一些兼证;在感冒的发展过程中,还时常会出现一些并发症。因而,对基本证型、兼证、并发症都需要进行辨证论治。

感冒的现代临床运用中,有学者分为24个型类,笔者认为,可分为以下7个基本证候类型,即风寒感冒、风热感冒、暑湿感冒、气虚感冒、血虚感冒、阴虚感冒、阳虚感冒,其中以风寒、风热两型最为常见。现将感冒的辨证分型的主症、治法、方药简介如下。

1. 风寒感冒

主证:恶寒重,发热轻,无汗,头痛,肢体酸痛或头项强痛,鼻塞

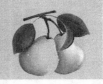

声重，时流清涕、喉痒，咳嗽，咳痰，痰多稀薄色白，头重身困，口不渴或喜热饮，舌苔薄白而润，脉浮或脉紧。

治法：辛温解表。

方药：可选用荆防败毒散、麻黄汤、香苏散、活人葱豉汤等方加减。

2. 风热感冒

主证：身热较著，微恶风寒，无汗或有汗，或汗出不畅，头胀痛，咳嗽，痰黏或黄，咽燥，咽红干痛，或咽喉乳蛾肿痛，鼻塞，流黄浊涕，口渴欲饮，舌苔薄白微黄，舌边尖红，脉象浮数。

治法：辛凉解表。

方药：可选用银翘散、桑菊饮、清解汤、茅苇汤等方加减。

3. 暑湿感冒

主证：暑天外感，身热不扬，微恶风寒，汗少或汗出热不解，肢体酸重或疼痛，头昏重胀痛，咳嗽痰黏，鼻流浊涕，心烦，倦怠，口渴或口干不欲饮，或口中黏腻，胸闷，呕恶，小便黄少，或大便泄泻，舌苔薄黄而腻，脉濡数。

治法：清暑化湿解表。

方药：可选用新加香薷饮、六一散、白虎加苍术汤等方加减。

4. 气虚感冒

主证：素体虚弱，外感之后，恶寒（或恶风）较甚，发热，汗自出，身楚倦怠，短气乏力，咳嗽，呼吸短促，动则尤甚，咳痰无力，痰涎清稀，头痛头昏，胸痞满闷，舌质淡，苔薄白，脉浮虚，或脉浮无力。

治法：益气解表。

方药：可选用参苏饮、玉屏风散、黄芪桂枝五物汤等方加减。

5. 血虚感冒

主证：平素阴血亏虚，感受外邪，身热头痛，恶寒无汗，鼻塞喷嚏，头晕，面色无华，唇甲色淡，心悸，鼻流清涕，咳嗽声重，颈项拘急，肢体酸楚，手足麻木，肌肤枯燥，目涩眼干，视物昏花，舌淡苔白,脉细或浮而无力。

治法:养血解表。

方药:可选用葱白七味饮、荆防四物汤、桂枝四物汤等方加减。

6. 阴虚感冒

主证:素体阴虚,感受外邪后,发热微寒恶风寒,头痛,汗少或盗汗,口干咽燥,干咳少痰,五心烦热,腰膝酸软,头晕耳鸣,足跟疼痛,舌质红,苔薄白或少苔,脉细数或浮数。

治法:滋阴解表。

方药:可选用葳蕤汤、青蒿鳖甲汤等加减。

7. 阳虚感冒

主证:素体阳虚,头痛,恶寒发热,寒重热轻,鼻塞流清涕,头身冷痛,无汗肢冷,神疲倦卧,面色苍白,腰酸膝冷,语声低微,咳痰稀薄,或气逆而喘,动则尤甚,小便频数,余沥不尽,或夜尿频多或大便溏泄,男子阳痿,女子带下清稀,舌体胖嫩,舌质淡,或有红痕,苔白滑,脉滞迟细,弱或浮大无力。

治法:助阳解表。

方药:可选用再造散、真武汤等方加减。

(十四)感冒治疗可选用的西药

现代医学研究资料表明,感冒(包括普通感冒、流行性感冒)主要是由病毒侵袭人体而引发的急性呼吸道感染,并有明显临床表现特征的具有传染性的疾病。尽管不同的人患感冒时症状及其程度可能有所不同,但基本上大同小异。一般感冒有发热,怕冷,全身肌肉、关节痛;流清鼻涕,鼻腔堵塞,咽部发痒,流眼泪,频频打喷嚏;咳嗽,或有少量痰等三方面症状。

绝大多数感冒是由病毒引起的,属于自限性疾病。目前治疗感冒的各种复方西药,尽管成分药名不同,但基本上是针对患感冒时上述症状设计的,实质上是属于对症配用相关药物,以期达到控

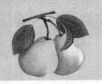

制、缓解患者的临床症状。其相关的药物成分包括以下几类：①解热止痛药物。对乙酰氨基酚（扑热息痛）、阿司匹林等。②减少毛细血管充血药物。伪麻黄碱、氯苯那敏（扑尔敏）等。③止咳药。右美沙芬等。④防止甲型流感病毒进入细胞的药物。金刚烷胺等。

由于感冒与呼吸道感染性疾病在发病初期，其临床症状表现有许多是相似的或类同的，因而，在用药前应有确切的临床诊断。明确疾病诊断，是用药的最根本依据。同时，还要考虑到普通感冒、流行性感冒在其疾病发展中可能出现的并发症，亦应鉴别诊断，并做相应的治疗。现就普通感冒、流行性感冒的临床治疗原则和选用哪些西药，简介如下。

1. 普通感冒

（1）一般治疗：应注意或彻底卧床休息，多饮水，进易消化、清淡、富含营养的食物。对老年及婴幼儿要慎之又慎，加强护理，预防各种并发症。

（2）对症治疗：①无并发症的普通感冒为自限性疾病，症状通常在起病后 4～10 天内自行缓解，不需特殊治疗。②症状较重者，如发热较高、头痛等，可对症给予解热镇痛药，如速效感冒冲剂或感冒灵胶囊、帕尔克等，其中均含氯苯那敏用以抗过敏。咳嗽者可选用止咳药等。③如感染至下呼吸道（如支气管、肺实质）时应做相应治疗。④尤需注意，儿童慎用阿司匹林，以免发生 Reye 综合征。

（3）抗病毒治疗：病重者可用利巴韦林，按每日 10 毫克/千克体重，分次口服，依病情亦可肌内注射或静脉滴注治疗。

（4）抗菌治疗：凡有继发细菌感染应及时、正确地应用抗菌治疗。

2. 流行性感冒

（1）典型及轻型流感：基本是对症治疗，发热期需重视或彻底卧床休息，多饮水；发热较高或头痛、周身痛较重者，可用物理降温，服解热镇痛药物，使用退热药时应防止出汗过多导致虚脱。

（2）病情较重者可抗病毒治疗：①金刚烷胺和金刚乙胺对甲型流感病毒有抑制作用。口服金刚烷胺，成人 200 毫克/日，分 2 次服用，起病 1～2 天内给药，可以缩短热程，加快恢复。不良反应有胃肠道反应，肾功能减退，以及眩晕、共济失调、过度兴奋等。小儿给药按每日 3～4 毫克/千克体重计。②肺炎型除按一般肺炎对症治疗外，可用利巴韦林雾化吸入，同时可静脉滴注每日 10～20 毫克/千克体重数日。③干扰素用于发热轻者，以免加重发热，每日 1 次，每次 $(1～3)×10^6$ 单位肌内注射。④住院病人应进行呼吸道隔离至病情完全缓解。由接诊医师填报传染病卡。

3. 抗病毒药物简介　现主要介绍抗感冒病毒药物金刚烷胺、利巴韦林。

（1）金刚烷胺（金刚胺）。

①制剂。片剂，100 毫克/片；糖浆剂，5 毫克/毫升。

②作用与用途。口服吸收完全，大部分以原形经肾排出。金刚烷胺主要对亚洲甲-Ⅱ型流感病毒具有抑制作用，对其他类型流感病毒仅有微弱作用。由于该品能阻止病毒进入宿主细胞，故有预防病毒感染作用。有资料报道，金刚烷胺仅对无并发症的普通型流感有减轻症状和缩短病程的作用，未证明对重型流感有效，也未证明有减少并发症的作用。而且金刚烷胺和金刚乙胺还有一定不良反应和容易诱导产生耐药毒株。

③用药适应证。临床轻症患者，但有可能发展成重症者；以往健康的重症患者；特殊环境、家庭或社会条件（如考试、比赛）的患儿。治疗后可产生耐药，但暂不影响临床疗效。有学者认为金刚烷胺是通过阻断 M_2 离子通道，干扰了病毒的早期复制，也可能是通过提高了内吞小体的 pH 值，从而抑制了 HA 蛋白构相的改变，而这种变化是在病毒入侵细胞时发生融合所必需的条件。另一方

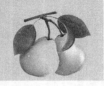

面,病毒抗药性的产生与基质蛋白有关。

④剂量与用法。口服,成人每日2次,每次100毫克,连服5~7天。儿童1岁以下每日5毫克/千克体重,分2次服用;1~9岁每日4~9毫克/千克体重,分2次服用,每日最大药量可达0.15克。

⑤注意事项。口服金刚烷胺,可有纳差、恶心、呕吐、腹泻、腹痛等消化道反应,以及头痛、眩晕、失眠、思想不集中、焦虑不安、幻觉等神经系统症状。服药期间,避免驾车及操作机器等。

老年人偶有步态失调和妄想症,停药后可消失,剂量应减至每日100毫克。老年人服药期间尚有口干、头晕、嗜睡、失眠、激动等不良反应。或可改用甲基金刚烷胺,其抗流感活性比金刚烷胺高2~4倍,半衰期较长,口服同等剂量时,其血浆平均浓度较金刚烷胺高1倍。神经系统不良反应明显低于金刚烷胺。治疗剂量为100毫克,每日2次,口服。

金刚烷胺可能有致畸作用,孕妇、哺乳期妇女禁用;有癫痫、消化性溃疡史及对金刚烷胺药物过敏者禁用。

特别警示:服药期间不得服用酒精性饮料。肝肾功能不全、充血性心力衰竭、直立性低血压等必须减量,必要时停药。

(2)利巴韦林(三氮唑核苷、病毒唑、三氮核苷)。

①制剂。片剂,0.1克/片;气雾剂,6克,溶解后用。

②作用与用途。利巴韦林为广谱抗病毒药,对多种病毒(DNA型及RNA型)有明显抑制作用,如疱疹病毒、痘病毒、流感病毒、副流感病毒、麻疹病毒,仅能阻止病毒复制,但无直接杀灭作用。

临床主要用于单纯疱疹、带状疱疹、病毒性呼吸道感染、单疱病毒性角膜炎、急性流行性角膜炎。对甲型肝炎能减轻症状,对乙型肝炎疗效不显著。

③剂量与用法。口服,成人每日3次,每次0.1~0.3克;儿童

每日 15～30 毫克/千克体重,分 3 次服用;老年人可采取 2～5 毫克/毫升(生理盐水)滴鼻或 20 毫克/毫升雾化吸入,每日 3～4 次,并可同时口含利巴韦林片剂 2～4 毫克,每 2～3 小时 1 次,连续 2～3 天。重症流感病毒性肺炎则以利巴韦林每日 10～15 毫克/千克体重,分 2 次静脉缓慢滴注,无明显不良反应。

④注意事项。使用利巴韦林抗病毒药物,不良反应比较少见,偶有口渴、大便稀薄、胃肠道出血、白细胞减少等现象,停药后可恢复;动物实验见有致畸胎、致突变作用和刺激肿瘤作用,故孕妇、哺乳期妇女禁用;利巴韦林长期大量服用,可引起贫血、皮疹、结膜炎。

值得一提的是,干扰素(IFN)对感冒防治有明显效果。干扰素具有广谱抗病毒作用,病程早期应用效果较好。可采用 α-干扰素溶液雾化吸入、滴鼻,或 α-干扰素片剂置于舌下含化等方法局部应用,使其易达到病毒侵袭部位,且用量小,不良反应少。

以老年人为例,使用 α-干扰素 1×10^6 单位稀释后雾化吸入或滴鼻,每日 2～3 次,或 α-干扰素片剂舌下含化,每日 1～2 次,疗程 3～5 天。

在感冒治疗中,需注意,合并细菌性感染者,可根据病情选用有效的抗菌药物。明确诊断为病毒性疾病,或估计为病毒性疾病,可不用抗菌药,如伤风感冒、上呼吸道感染、咽峡炎等大多为病毒所引起,就不宜应用抗菌药物。无继发感染者一般也不必使用抗菌药物。如果急性渗出性咽炎,不能排除乙型溶血性链球感染,可在及时留取咽拭子培养之后,予以青霉素 G 治疗,2～3 天后再根据培养结果和病情进行调整。青霉素过敏者可选用其他有效药物。要重视抗菌药物的合理应用,千万不可滥用。

医学专家特别告诫:老年人慎用感冒药。老年人由于肝、肾、脑、胃肠及血管等组织的衰退和老化,加上食欲减退、食量减少、营养变差、免疫功能缺陷,以及基础疾病(如慢性器质性脑病、心血管

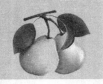

疾病、糖尿病、慢阻肺、精神抑郁等）因素的影响，当部分感冒药物进入老年人的体内使药物代谢动力学发生相应的变化，可能使血液和组织中的药物浓度过高，导致异常的疗效和毒性反应，有的甚至会危及老年人的生命。

老年人的感冒，不但可发生在冬春季节，而且一年四季都可以发生。即使在夏季，老年人的热伤风（感冒）也不少，有的还相当重，甚至要去医院输液，以尽快把过高的体温降下来。目前市售的西药感冒成药和中西药复方感冒成药，对老年人来说，尤其是高龄老年人大多不太适宜，因为其中不少药不良反应较多。在各式各样感冒成药中，多含有对乙酰氨基酚、阿司匹林、氨基比林、非那西汀、苯巴比妥、氯苯那敏、咖啡因、异丙嗪（非那根）之类的解热、镇痛、抗过敏，以及镇静等药物。尽管商品（药品）名称不同，其主要用药配伍皆离不开上列相关药物。

现代医学研究资料表明，对乙酰氨基酚的代谢和未代谢物均要经肾脏排泄，部分中间产物蓄积会产生肝毒性和肾毒性，不仅可引发老年人血小板减少、肝炎、粒细胞减少等病症，肾功能低下者还可引起急性肾衰竭和引发肝性脑病。阿司匹林不仅能引起胃肠出血和诱发哮喘、休克及精神障碍，还能增加地高辛、降糖药、降压药、利尿药的作用和毒性。解热镇痛类药物需在肝脏代谢中灭活，都会给肝脏带来额外的负担。氯苯那敏可造成嗜睡、抑制中枢神经系统。异丙嗪能诱发癫痫、幻觉、惊厥，并可加重原有甲状腺功能亢进、高血压病、前列腺肥大、青光眼的病情。氨基比林可导致粒细胞减少。非那西汀能造成肾损害。苯巴比妥会抑制神经中枢和引发哮喘。咖啡因常可引发反射亢进、心动过速、期外收缩（心律失常）、抽搐、惊厥等。

面对这么多潜在的严重隐患，老年人患感冒了，尤其在流行性感冒袭来期间，切莫自行服用市售各种感冒成药，应及时去医院诊治，以防止病情加重而引发不良后果。

(十五)感冒治疗可选用的中成药

在中医对感冒(包括普通感冒、流行性感冒)辨证分型的基础上,按风寒感冒、风热感冒、暑湿感冒、气虚感冒、血虚感冒、阴虚感冒、阳虚感冒分类,顺次简介可选用的中成药,并对部分中成药作用机制简要的说明,意在为需要者提供帮助。

1. 风寒感冒可选用的中成药

(1)风寒表实感冒冲剂:本方以辛温之麻黄发汗解表、宣肺定喘;紫苏叶辛温芳香、发汗解表;葛根解肌退热生津;桂枝解肌祛风、助麻黄发汗;防风、白芷发散风寒,共助解表;杏仁、桔梗、陈皮宣肺止咳;生姜散寒发表;甘草性缓,防止大汗伤津。全方配伍,具有发汗解表、祛风散寒之功效。适用于风寒表实感冒,症见恶寒重、发热轻、无汗、头痛、肢体酸痛、鼻塞声重、时流清涕、咳嗽痰白清稀、口不渴、苔薄白而润、脉浮或浮紧患者。

(2)川芎茶调丸:本方以辛温之川芎祛风散邪,善治偏头痛或头顶痛;辛温之羌活祛风散寒,善治后头痛连及项部;辛温之白芷善入头部祛风散寒,专治前额痛;细辛、薄荷、荆芥、防风有疏散上部风邪功能;甘草调和诸药,能取清茶苦降,降低升散温燥太过之弊。诸药配伍,能共同发挥祛风散寒止痛的功效。适用于风寒郁闭、经络不和所致的头痛。其临床表现为:恶寒发热、头痛无汗、鼻塞声重、口不渴、苔薄白、脉浮等。

(3)午时茶冲剂:本方以防风辛温解表、祛风散邪;紫苏叶发表散寒、行气宽中;羌活、白芷发散风寒、通痹止痛;以苍术、厚朴、藿香、陈皮、枳实辛温行气、健脾和胃;山楂、神曲、麦芽健胃消食;柴胡和解表里;川芎走诸窍并入血分;连翘制约众温燥药之热性;甘草调和诸药,桔梗、前胡引诸药入肺,以助宣化解表、止咳化痰;红茶入脾胃,和中化滞。全方配伍,具有解表散寒,和中化滞之功效,为表里兼顾的解表和中剂。适用于外感风寒、内伤饮食患者。应

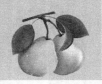

用指征为：发热恶寒、全身疼痛、吐泻腹痛、不思饮食、舌苔白厚、脉浮滑紧等。

（4）榄葱茶：本方以橄榄清肺化痰、利咽解毒；葱头解表散寒、温中；生姜发汗解表、温中和胃；紫苏叶解表和胃。协同配伍，具有解表平胃之功效。适用于风寒外感所致恶寒发热、头痛、呕吐恶心、胃寒不适等。

2. 风热感冒可选用的中成药

（1）银翘解毒丸：本方为银翘散的变通制剂。银翘散用金银花、连翘清热解毒；又配伍淡竹叶，具有加强清热功效；以薄荷、豆豉、荆芥辛凉解表、轻散风热，其中荆芥虽属辛温之品，但温而不燥，与辛凉解表药配伍运用，其解表退热的功效更显著；桔梗、甘草、牛蒡子合用，能宣肺解表，清利咽喉，祛痰止咳；芦根能清热生津。全方配伍，能共同发挥辛凉透表、清热解毒、宣肺止咳之功效。银翘解毒丸亦具有同样的辛凉透表、清热解毒效果。临床适用于发热重、恶寒轻、头痛身楚、口渴、无汗或微汗、鼻塞咳嗽、咽喉疼痛之风热感冒。

（2）桑菊银翘散：本方系桑菊饮、银翘散合方加味而成。方中金银花、连翘、绿豆清热解表；配以淡竹叶、滑石清润，以增强清热作用；选用薄荷、荆芥、蝉蜕、淡豆豉辛凉解表，轻宣风热；桑叶、菊花轻清宣透，有加强解表功效；再以桔梗、牛蒡子、杏仁宣肺止咳；配川贝母、僵蚕化痰祛风；芦根清热生津。全方配伍，组成清热疏风、宣肺止咳、利咽化痰之剂，对外感风热兼有热痰蓄肺者最为适宜。

（3）风热感冒冲剂：本方金银花、连翘、板蓝根辛凉透表、清热解毒；桑叶、菊花、荆芥穗、薄荷诸药辛开逐邪，并助解表退热；牛蒡子、杏仁、桔梗利咽祛痰；芦根清热生津。全方配伍以疏风清热为主，并有宣肺利咽之功效，对风热感冒尤为适宜。

（4）感冒退热冲剂：本方以清热解毒功效著称。方中用大青叶、板蓝根为主药,清热解毒,用量独大;连翘、拳参能增强清热解毒作用。对风热感冒咽喉肿痛突出者疗效尤佳。

(5)热毒清片:本方清热解毒作用较强。七叶一枝花能清热解毒;板蓝根、蒲公英同具清热解毒作用;冰片善能走散,可以透热于表;甘草能调和药性,并可解毒。全方配伍,具有清热解毒、消肿散毒之功效。

(6)桑菊感冒片:本方为桑菊饮的新型制剂。运用本方药的基本指征是:发热微恶风寒、口微渴、咳嗽、汗出、鼻塞、咽痛、苔薄黄、脉浮等。

3. 暑湿感冒可选用的中成药

(1)祛暑丸:本方系由香薷散与二陈汤加减衍化而成,功能解表祛暑,燥湿健脾。适用于暑湿夹寒,湿重于热的证候。方中用香薷、丁香、紫苏叶、荷叶解表祛暑;苍术、厚朴、陈皮、木瓜、白扁豆、茯苓化湿醒脾;檀香可芳香辟秽解暑;甘草调和药力并能益气。全方配伍,共具解表祛暑、芳香和胃、燥湿健脾之功效。

(2)暑湿感冒冲剂:本方用藿香、佩兰芳香化浊、清暑祛湿;紫苏叶、白芷、防风能发散寒湿而不伤卫气;半夏、陈皮、草果则燥湿和胃、降逆止呕;茯苓、大腹皮化湿理脾。全方配伍,体现芳香化湿与醒脾燥湿并用的特点,具有清暑化湿、辛散风寒、健脾理气的作用。适用于感受暑湿兼夹风寒的感冒病证。

(3)金衣祛暑丸:本方常用于夏月外感风寒、内伤湿滞者。方中用藿香、香薷、紫苏叶发散风寒、芳香化湿;以木瓜、茯苓除内伤湿滞;取丁香、檀香行气醒脾;甘草则可调和诸药。全方配伍,共具祛暑化湿、解表散寒的功效。

(4)藿香正气丸(水):藿香正气丸是藿香正气散的新型制剂。本方是祛暑化湿的常用方药,尤其对夏月湿阻较重的暑湿证,治疗功效尤为突出;对于非暑天感冒而见脾胃湿阻证者,亦有较佳治疗作用。藿香正气水有解表祛湿、理气和中之功效。方中以藿香辛

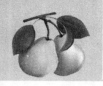

散风寒、芳香化湿、悦脾和中；用半夏和胃止呕、燥湿化痰；承厚朴行气利水、宽胸消满；佐以紫苏叶、白芷、橘皮、茯苓、白术、大腹皮、桔梗，既能解散风寒、芳香化湿，又能健脾运湿、行气利水；甘草调和诸药；姜枣调和脾胃。诸药合用，祛暑解表、化湿悦脾、调达气机、开胃进食，且有扶正解表功效。

(5)清暑益气丸：本方为清暑益气汤的蜜丸制剂。方中以黄芪益气固表；辅人参、白术益气健脾；佐以当归养血；麦冬、五味子生津；葛根升阳鼓舞胃气；泽泻利湿；黄柏清热燥湿；青皮、陈皮、苍术、神曲燥湿健脾化滞；并用甘草和中。全方诸药配伍，有益气清暑、健脾祛湿之功效。对于气虚体弱感受暑湿的感冒，运用本方，既清补又燥湿，效果较佳。

(6)小儿暑感宁糖浆：本方为黄连香薷饮加味而制成的糖浆。方用香薷、佩兰、扁豆花芳香化湿；厚朴化湿和中；黄连、黄芩、芦根、青蒿清热；杏仁宣肺；薄荷透表；芥穗清头目；滑石、甘草（即六一散）利湿，使湿浊从下走泄。诸药配伍，清暑祛湿作用较强。用于小儿夏季感受暑湿者为宜。

4. 气虚感冒可选用的中成药

(1)人参保肺丸：本方用人参益气补肺；元参清热养阴；麻黄宣肺平喘；杏仁降逆止咳；川贝母润肺化痰；石膏清泄肺热；五味子养肺阴，收敛耗散之肺气，合罂粟壳敛肺气定喘；砂仁、陈皮、枳壳疏通气机，以防过于收敛而发生气塞；甘草补中调和诸药。全方补中有疏，宣中有敛，是治疗肺虚咳喘的有效成药。本方益气补肺、止咳定喘。适用于肺气虚证感冒伴久咳、气喘等。脉细数、心动悸、面目水肿、喘息短气者禁用。

(2)复芪止汗冲剂：本方以黄芪益气固表；党参、白术补脾益肺；麻黄根、牡蛎、五味子收敛止汗。全方具有益气固表敛汗的作用，用于肺气虚多汗易感冒者尤佳。

(3)参苏丸：本方用党参、大枣益气补脾以资化源；紫苏、葛根、生姜升散表邪;前胡、半夏、橘皮化痰祛湿;茯苓渗湿健脾;枳壳、桔梗宽胸理气;木香调气;甘草助参、枣健脾,兼调诸药。本丸益气解表,方药组成偏于益气化痰解表,对外感风寒具有痰阻气滞者疗效较佳。

5. 血虚感冒可选用的中成药

(1)当归川芎煎汤送服风寒表虚感冒冲剂:本方可散风解肌、养血和营。方中桂枝解肌祛风,芍药敛阴和营,桂、芍为伍,可调和营卫;生姜辛散,助桂枝解表散寒;大枣益阴和营,姜、枣同用,亦可调营和卫;葛根解肌发表,生津舒筋,助桂枝解肌表之邪;当归、川芎养血,与白芍、大枣合施,滋补营血之不足。诸药合用,解表而不伤正,养血而不变邪。当归、川芎可随血虚程度而定量。

(2)当归白芍煎汤送服九味羌活丸:本方可解表除湿、养血清热。方中羌、防风辛甘温润、散风除湿;白芷、细辛祛风散寒,增强羌活、防风解表散邪之力;苍术苦温燥湿,协羌活、防风以祛湿邪;黄芩苦泄,既可清泄郁热,又可防温燥之品伤阴耗血;地黄、川芎、白芍、当归养血补虚。诸药配伍,共具疏风散寒除湿、养血清热之功效。适用于血虚外感寒湿、邪郁化热所致恶寒发热、头痛无汗、口苦微渴、肢体酸痛无力、口唇舌淡、脉浮细而紧等患者。

(3)桑菊感冒片合四物丸:本方可疏风宣肺、养血清热。方中桑叶、菊花、薄荷疏风散热;杏仁、桔梗宣肺止咳、清利咽喉;连翘、芦根清热透邪。诸品相合,可疏风散热、宣肺利咽,以解表邪;当归、生地黄、白芍、川芎养血和营。全方养血解表,标本同治,适用于血虚外感风热,症见发热微恶风寒、鼻塞头痛、咳嗽咽痛、面唇无华、苔薄黄而干、舌淡边尖红、脉浮细而数患者。

(4)养血退热丸:本方用熟地黄、丹参养血;鳖甲、枣仁、麦冬、山药养阴;以党参、茯苓、谷芽、陈皮、山楂、神曲补气健胃;另取牡丹皮、地骨皮清气阴之伏热;牡蛎镇静敛汗。由于原方滋阴补血清热用量较大,故名养血退热丸。全方具有补血养阴、益气健胃及清

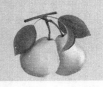

热敛汗的功效。感冒血虚证服用时,用薄荷、竹叶煎汤送服更佳。

6. 阴虚感冒可选用的中成药

(1)桑菊感冒片合养阴脉安片:桑菊感冒片是治疗风热表证的成药,对风热感冒有较好的疗效。养阴脉安片是滋补肝肾的方剂。方中龟版、鳖甲、生地黄、女贞子滋养肝肾之阴;五味子敛阴止汗;何首乌、枸杞子养肝肾精血;山药滋补脾肾之阴,培补先后天之液。特别是方中龟版、鳖甲有滋阴退热之功效,对阴虚发热更为有利。全方对肝肾阴虚引起的五心烦热、腰膝酸软、盗汗咽干、头晕耳鸣等症有卓效。与桑菊感冒片合用,共具滋阴解表的功效。

(2)青蒿鳖甲片:本方为青蒿鳖甲汤的成药制剂。感冒患者服用时,可用白薇、薄荷煎汤送服。

(3)青蒿白薇煎汤送服滋补肝肾丸:滋补肝肾丸以众多滋阴养血药物组成,方中用生地黄、女贞子、墨旱莲、五味子滋补肾阴;以当归、何首乌养血益肝;佐以北沙参、麦冬养阴益肺、补脏益肾;浮小麦敛汗液,以助阴液恢复;用陈皮理气和胃,不使滋阴药有腻胃之弊,并以川续断强腰壮肾。凡肝肾阴虚且有头晕、腰痛、盗汗、五心烦热、舌红苔少患者,本方用之最为适宜。配以青蒿、白薇透表散热,根据邪之轻重适当选量,对肾阴虚感冒有滋肾疏表的功效。

(4)桑叶菊花煎汤送服大补阴丸:大补阴丸是滋阴降火的常用方剂。方中地黄、龟版滋补肾阴以培本;用知母、黄柏滋阴降火以清源;取猪脊髓滋补肾髓,兼制知柏之苦燥。凡肾阴虚火旺引起的骨蒸潮热、盗汗、口咽干燥、舌红少苔、脉数无力等,均可使用。本方是朱丹溪根据"阴常不足,阳常有余"的理论而研制创立的。后人称本方为"大补真阴之丸剂"。配以桑叶、菊花清解表热,共具滋养肾阴、清热散风的双解功效,是肾阴虚感冒的有效良方。

(5)风热感冒冲剂合二至丸:二至丸是滋养肝肾之阴的名方。方中用女贞子甘苦凉,补肝肾、益精血、乌须明目;墨旱莲甘酸寒,滋养肝肾,并有凉血之功效。两药配合,补而不滞,滋而兼清,为滋补肝肾阴精之良品。合用风热感冒冲剂冲服，更适合肝肾阴虚感受风热的患者。

7. 阳虚感冒可选用的中成药

（1）苏叶防风煎汤送服人参鹿茸丸：人参鹿茸丸是培补脾肾、温阳益气、填精益髓的成药。方中人参、黄芪、鹿茸、巴戟天温补脾肾；冬虫夏草、补骨脂、五味子、菟丝子、龙眼肉、当归、杜仲、茯苓温肾纳气、健脾养血；另用牛膝引诸药偏走下焦，并能强健筋骨；香附行气解郁；黄柏苦寒坚阴，抑制诸药过于温燥。本方适应证为：神疲困倦、形寒肢冷、腰膝酸软、阳痿遗精、子宫寒冷、舌淡苔白、脉象虚弱等。用紫苏叶、防风煎汤送服，可使风寒得解、脾肾得补、虚寒得温，起到表里双解的作用。

（2）苏叶防风煎汤送服建参片：建参片具有温肾暖脾、益气活血的功效。方中附子温肾，干姜暖脾，党参、炙甘草补气，川芎、桂枝温通血脉。原方治疗因脾肾阳虚、气虚血瘀所致心律失常。凡有此疾而感受风寒者，用紫苏叶、防风煎汤送服，既可缓解心律失常宿疾，又可外解风寒所致的阳虚感冒，可谓一举两得。

（3）荆芥防风煎汤送服桂附理中丸：桂附理中丸是温补脾肾之阳、散寒止痛的名方。方中附子、肉桂温肾阳，炮干姜、炒白术温脾阳，党参、炙甘草补益中气，中阳得温。凡脾肾阳虚见腹痛泄泻、四肢厥冷、畏寒踡卧患者，为首选之品。此类病人易患感冒，若误用辛凉解表药，必将使病情加重。故应选用辛温解表之荆芥、防风煎汤徐徐服下，并服适量桂附理中丸，使通体皆温，风寒外解，脾肾之阳亦能取到一定温补的效果。

（十六）孕妇感冒用药应慎重

春季各种病毒、细菌活动频繁，孕妇由于要满足自身及胎儿对氧的需求，往往过度换气，从而吸入更多的尘埃等，发生感冒等呼吸道感染的几率增大。

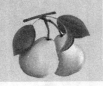

一般的感冒症状较轻,如流清涕,打喷嚏等,对胎儿影响不大,也不必服药,休息几天就会好。但妊娠早期(5～14周)是胎儿胚胎发育器官形成的时期,若患流行性感冒,且症状较重,则对胎儿影响较大,此间服药对胎儿也有较大风险。

已知与人类有关的流感病毒有300多种,目前已知其中有13种病毒在感染母体后可影响到胎儿的生长发育,甚至出现低能、弱智及各种畸形。

妊娠后,孕妇体内酶有一定的改变,对某些药物的代谢过程有一定的影响。药物不易被解毒和排泄,可蓄积性中毒,在孕早期胎儿器官形成时,药物对胎儿有一定的影响,所以感冒最好不吃药。但一些疾病本身对胎儿、母亲的影响远远超过药物的影响,这时就应权衡利弊,在医师指导下,合理用药。

抗感冒药大多是复合制剂,含有多种成分,常见的有速效伤风胶囊、感冒通、新康泰克、白加黑、康必得、克感康、快克等。这些药大都含组胺药,孕期不宜服用,特别是孕4周前。感冒药主要是对症药物,治标不治本,且对孕妇来说不是安全药品,所以专家建议孕妇最好不用抗感冒西药。

抗病毒药均对胎儿有不良影响,孕妇不宜使用,若必须使用,则应有医师指导。

一般情况下,人们在感冒发热时,临床常用解热镇痛类药物治疗,其中的药物成分阿司匹林具有一定的胎毒性,较弱的致畸效应,孕期反复或过量服用阿司匹林,还会影响凝血功能,促发流产;咖啡因能影响细胞内遗传物质的合成;非那西丁代谢过程中,可引起高铁血红蛋白血症与溶血反应。常用的复方阿司匹林片、解热止痛片等,由阿司匹林、非那西丁、咖啡因等配方组成。速效感冒片、速效伤风胶囊及氯苯那敏制剂(复方扑尔敏)等,其成分也都大同小异。怀孕期内应尽量少用或不用此类药品。孕期感冒发热并非不能用药,须根据病情合理地选择。不妨选用一些不良反应较少的中草药对症处理,具有清热解毒、抗病毒作用的板蓝根、大青叶、连翘、羌活、金银花等都有较好的疗效。中成药及其制剂银翘解毒丸及片剂、颗粒剂,复方大青叶注射液、银黄口服液等都可以使用。

孕妇感冒如无明确的细菌感染证据,如扁桃体炎、咳黄痰、流脓涕等,可不用抗生素。因为抗生素可通过胎盘作用于胎儿体内,有20%～40%的可能性对胎儿构成危害,要在医师指导下,选择安全的抗生素。

祛痰、止咳药一般比较安全,但含碘制剂的止咳药,孕妇不宜使用。

孕妇感冒最令人担心的莫过于疾病及治疗对胎儿的影响。普通感冒多由鼻病毒、合胞病毒、流感病毒、腺病毒、副流感病毒、肠道病毒等引起。一般来说,普通感冒极少引起胎儿畸形,但流感病毒则有一定的致畸作用。

除了生物因子外,某些药物也有致畸作用,如某些镇静药,尤其是曾经用于治疗妊娠呕吐及失眠的沙利度胺(反应停、酞胺哌啶酮),切不可使用,它可引起短肢或无肢畸形。此外,某些抗生素也可对胎儿神经系统造成损害,尤其是与听觉有关的第八对脑神经,其中最常见的抗生素是链霉素。另外,四环素可影响胎儿骨骼及牙齿的发育,新生霉素可导致白内障和短指等。X射线和放射性同位素的α、β、γ射线也有致畸作用。因此,孕妇感冒要避免与这些射线的接触。还有不少报道妊娠早期体温升高可影响胎儿中枢神经系统发育,甚至导致产生无脑儿、脊椎裂等严重畸形,因此对孕妇感冒的高热要积极处理,最好用物理降温方法,必要时用解热药。

切不可认为天然药物没有不良反应。在使用中药治疗孕妇感冒或其他疾病时,切不可用猛烈的攻下药,要注意慎用行气破滞药物与大辛大热药物。下面列出孕妇禁用药物与慎用药物。

(1)禁用药物:巴豆、芫菁、斑蝥、水蛭、虻虫、乌头、天雄、野葛、水银、牛膝、三棱、蜈蚣、芫花、代赭石、麝香、大戟、蝉蜕、雄黄、雌

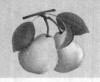

黄、天南星等。

(2)慎用药物:红花、桃仁、大黄、皂角、枳实、芒硝、附子、干姜、肉桂等。

怀孕期间的妇女不要接触感冒的患者,注意居室通风换气,温、湿度适宜,经常用醋熏蒸房间,保持良好的心境,增强对疾病的抵抗力。一旦患了感冒也不要惊慌失措或乱服药物,应及时到医院找医师咨询。

(十七)感冒的精神调理

我国古代中医对"疫疠"之患早有认识,《黄帝内经》记载:"五疫之至,皆相染易,无问大小,病状相似。"典籍中所载录阐述的,与现代医学研究领域所讲的传染病是相一致的。而且还深刻地概括说:"精神内守,病安从来。"非常明白地揭示了作为主体的人,只要有上好的精神状态,那是任何疾病都可以抵御的。也就是说,作为勤奋有备、精神健康的人来说,一般的病症是很难侵袭其身的,即使犯及了,亦可以用内守的力量将其制服。这充分表明了古人已十分重视"养生保健",即重视生活及精神调理,养护生命,抵御细菌、病毒,防止因机体免疫力降低导致病因的侵袭,使人体保持健康状态。同时,还要寻求药物、饮食、运动等多种方式来强化体质。到了隋唐时期,我国古代著名医学家孙思邈还明确地提出了"养心保健法"。"心"者,人而有生,所重乎者心也。心为一身之主宰,万事之根本。心主血,心主神明。俗话说:"心好,一切都好。""药补不如食补,食补不如神补。"用现代语言来表达,即:保持积极向上、乐观健康的心态比什么都重要。也就是说,精神调理对每个人来说,无论在什么情况下都是极为重要的,要从这样的高度,重视感冒的精神调理。

不久前,有资料报道,世界医学八项新进展中,有一项涉及感冒原因的揭秘。研究结果表明,人的心理应激反应是患感冒的一个重要因素。这与我国中医理论中所阐明的"正气存内，邪不可干"的观念是一脉相承的，它所包容的丰富内涵是相同的。

民间流传伍子胥过昭关一夜愁白头的故事已广为人知。《三国演义》中的一代枭雄司马昭以胜利者的一笑而走到了人生的尽头。用现代医学概念来理解，这就叫"应激"。应激就是人的心身对各种紧张刺激产生的适应性反应，特别是面临着挑战与威胁时，反应尤为剧烈，也称"或战或逃"反应或称"防御反射"。

值得一提的是，现代文明生活中存在着许多威胁，对于个体来说，更多的是来自心理上的挑战，而不是躯体上的危险。许多应激情况下并不需要机体进行"或战或逃"，这时，免疫功能低下就只能对机体产生不利的影响。此外，由于人类的心理活动十分复杂，应激源往往可以持续地存在很长一段时间，使个体长期处于应激状态，免疫系统持续地受到抑制，久而久之就会产生器质性损害，如使肝、脾、淋巴结、胸腺等免疫组织和器官萎缩，淋巴细胞、抗体等持久地下降，最终自然容易发生感冒和其他传染性疾病，如结核、肝炎等。

医学基础知识告诉我们，机体的抗病毒能力，首先主要是靠 T 淋巴细胞不断地在全身各处"巡逻并监视"受感染细胞，发现病毒感染后，就"点燃"病毒入侵的"烽火"，将信息传递给其他的免疫细胞，如巨噬细胞，然后与之共同消灭入侵之敌，并修复损伤部位。在应激时，T 淋巴细胞及其他免疫细胞都会严重地受到抑制，因而在受到感冒病毒感染时就容易患感冒，其他的传染病亦是如此。如果成年人反复感冒（一般成年人的感冒次数为 0～5 次/年），就应该仔细查询一下心理、情绪等方面的原因，若存在较严重或持久的心理应激，这时的感冒就给你敲响了警钟，该预防更严重的疾病了。

研究资料还表明，心理应激在很大程度上决定机体对感冒能否进行有效的抵抗。一旦遭受心理应激，日常生活秩序就会完全

53

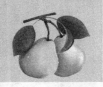

被打乱,工作及其他社会活动也会相应减少,应激持续时间较长的人,比心理应激又能照常平静生活的人更容易患感冒。由此可见,个体对应激的承受能力,或者说适应能力是应激能否致病的关键。所以,在预防感冒和其他疾病的侵袭及个人的养生方面都需要特别注意控制劣性应激。

保持健康向上的精神状态,对免疫力偏低或免疫功能低下的人来说,具有特别重要的意义。早在两千多年前,中医学就已认识到情绪与内脏的密切关系。如《黄帝内经》所述:"肝在志为怒,心在志为喜,脾在志为思,肺在志为悲,肾在志为恐。"并指出,"五脏安定,血脉和利,精神乃居",就是讲五脏功能协调,精神活动就正常,反之则会导致情绪或精神异常。另一方面,情志活动的异常,也会影响到人的脏腑气血的正常生理活动。保持生命的健康状态在于调节自身生理平衡,这些认识和观点,均为现代医学研究所证实和肯定。

现代免疫学研究证明,七情(喜、怒、忧、思、悲、恐、惊)对机体免疫功能有着十分明显的影响。情绪兴奋能使外周血淋巴细胞数目增多,焦虑和忧愁可使之减少。焦躁和悲观的情绪会给人体的自主神经造成不良影响,诱发劣性刺激(即劣性应激)损害内分泌系统和免疫系统,导致一段时间内人体免疫急剧下降。遭遇不幸的妇女自然杀伤细胞活性降低,沉重忧郁的环境可使进入再循环的 T 淋巴细胞数目减少。大鼠受持续紧张刺激后,淋巴细胞有丝分裂反应减弱,人在过度悲哀状态时,也会出现同样结果。

据报道,有位学者做了一个试验,告诉养老院的老年人"后天要给养老院放映令人欢笑的劳莱·哈代的电影",结果,影片还未到,经检测老年人唾液中的免疫球蛋白就增多了。由此可见,积极的、良好的心情可增强机体免疫功能。

现代免疫学认为,在疾病发生中占主导地位的是机体的免疫功能。正如中医学所强调的,疾病发生与否,取决于正气。正气的强弱又与精神因素密切相关。从这个意义上讲,正气的强弱又与精神因素密切相关。从这个意义上讲,正气相当于免疫力,因而精神情志与免疫力是密切相关的。

研究及临床实践证明,一个人的精神情志状态的变化对其免疫功能有着十分明显的影响。当人的情绪兴奋时,能使外周血淋巴细胞增多,T淋巴细胞活性增强。当能善于应对各种变化时,血中自然杀伤细胞活性及唾液中选择性免疫球蛋白A(sIgA)分泌量减少,血中CD4细胞和自然杀伤细胞活性降低。有研究报道,患有抑郁症的病人对链球菌、葡萄球菌、单纯疱疹病毒的易感性会显著增加。

焦虑、紧张、愤怒、恐惧、激动在情志致病中,会对免疫系统的多个环节起抑制作用,如抑制巨噬细胞对抗原的反应,选择性地抑制细胞因子的产生和分泌,抑制白细胞介素Ⅰ、白细胞介素Ⅱ、干扰素等。不良情志引起的一系列内分泌变化中,以激素升高最为明显,紧张、抑郁病人T细胞异常和B细胞突出也是激素作用的结果。如果能采取有效的调控方法阻断并逆转上述情志紊乱状态,使其朝着乐观向上、开朗、愉悦、自信、勇敢、坚毅的精神境界发展,就可以激活免疫系统,增强免疫力。

有一个生动的实例,充分地说明了这一点。英国著名化学家法拉第,由于长期紧张的研究工作,没有得到很好的休息,经常头痛、失眠。有一次,他请医生看病。医生给他开的处方不是药名,而是一句英国谚语:"一个丑角进城,胜过一打医生。"法拉第悟出了这句话的奥妙,于是就经常去看喜剧、滑稽戏和马戏等表演,逗得他哈哈大笑。不久,他的健康状况明显好转。他活到76岁,为人类做出了杰出的贡献。

俗话说,笑一笑,十年少;笑口常开,青春常在。笑能使人心情舒畅,精神振奋;能使人忘记忧愁,摆脱烦恼,消除疲劳,可促使疾病痊愈。我们身处的社会是丰富多彩的,在美好的生活环境中,人

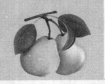
们充满着乐观和希望。即便患了感冒和其他疾病，我们也要愉悦地去感受生活。在感受生活中，有效地把握自己，调动体内的感受因子去直面生活。

德国著名生物学家农涅，在92岁高龄接受荣誉奖章授奖仪式上激情地致答词说："今天出席大会的许多人年纪已经不轻了，对你们来说，重要的是怎样节省自己的精力。也许，你们不一定都知道，一个人皱一下眉头需要牵动三十块肌肉，而笑一下只需要牵动十三块肌肉，所以笑消耗的能量比皱眉头少得多。因此，亲爱的同行们和朋友们，要尽快地调整好你的精神状态，让我们从每天适宜的笑开始吧！"

国外有位专家认为，笑对人体有十大作用，这也是对笑能治病的简要的生理与心理分析。这十大作用是：①增加肺的呼吸量。②清洁呼吸道。③抒发健康的感情。④消除神经紧张。⑤使肌肉放松。⑥有助于散发多余的精力。⑦驱散愁闷。⑧减轻各种精神压力。⑨有助于克服羞怯情绪、窘困感觉和各种各样烦恼，并且有助于增加人与人之间的交际和友谊。⑩使人对往日的不幸变得淡漠，而产生对美好未来的向往。

心理学家发现并经试验研究证明，幽默疗法（即愉悦心情疗法）可以使患者的心身健康有全面的改善。当病人接受幽默疗法和放松情绪的治疗后，可使患者体内增加10%～14%的淋巴细胞，从而增强机体的免疫功能，防止和抑制癌细胞的生长，对感冒及其他病患的尽早康复，起着积极的辅助作用。

对于一切向往美好生活的人来说，要提倡心身健康的微笑，要倡导愉悦心情的欢笑，让我们在精神爽朗、舒心坦然的欢笑中获得最大的心理感受和心身的健康。

（十八）感冒的生活调理

感冒的生活调理在感冒防治的实践中占有十分重要的位置，

这点已为国内外医学专家充分又一致的肯定。这个共同的认识，是在与新的传染性疾病萨斯(SARS)作斗争中得以深化的。

进入21世纪之初，自2002年10月起始，全球第一场突如其来的由新型冠状病毒(冠状病毒的一个变种)引起的急性传染性疾病——SARS，给人们留下了刻骨铭心的记忆和教训。在与SARS作斗争的过程中，人们学到了比平时更多的东西。而且，比任何时候都更加关注免疫学问题，并认识到增强免疫力是保持健康的根本途径，急需知道如何提高和增强免疫力。同时，深刻地感知，并切实地认同生活调理的重要性。

SARS病毒是冠状病毒的一个变种，即是新型冠状病毒，在导致普通感冒的病原体中，亦有一类冠状病毒，它们具有同源性，均具有传染性。现实斗争证实，一切流行的传染病，都是可防可治、不可怕的。只要全社会都动员起来，切断传染病的流行链，就可以最大限度地遏制住疫情。以SARS为例，SARS患者在病症明显的时候，其SARS病毒的毒性和传染性最强，而在潜伏期，基本没有传染性。事实上，现在SARS的病原已经被基本确认，传播途径也基本清楚，主要是近距离空气飞沫和密切接触传播。所谓近距离，在医学上是指1.2米以内的距离，密切距离是指30厘米以内的距离。也就是说，用特异性(即针对性)强的疫苗接种可增强免疫力。重视健康生活方式，如杜绝一切生活陋习，注重个人卫生等，也具有增强免疫力的积极作用。

1. 感冒的预防原则 卫生部发布的公众预防SARS指导原则中有关生活调理准则，也同样适用于预防感冒(包括普通感冒、流行性感冒)。

(1)最有效的预防措施：生活、工作场所通风；注意个人卫生。

(2)其他有效的预防措施：不与患者或疑似患者接触；用肥皂和自来水(流动的水)洗手。

(3)在部分场合有效的预防措施：在人群密集或不通风的场所

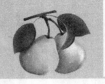

内戴口罩。

(4)尚未肯定效果的预防措施:服用中、西药物;室内使用熏香;使用干扰素喷喉、鼻。

(5)无效果的预防措施:露天场所戴口罩;以注射方式给药的"预防性"制剂(如丙种球蛋白等)。

2. 感冒的预防对策　近年来,SARS、禽流感等病症,与普通感冒、流行性感冒一样,多好发于冬春季节,并且严重干扰了人们的正常生活,给我们的健康敲响了警钟。医学专家认为,只要我们坚持健康的生活方式,经常锻炼身体,诸如感冒(包括普通感冒、流行性感冒)、SARS、禽流感,以及麻疹、风疹、流行性脑膜炎、猩红热、水痘、肺结核等传染性疾病都是可以预防的。专家认为,常见的(包括急性的)呼吸道传染病主要是通过空气、飞沫,以及接触等媒介方式传播的。为此,提出以下十大对策供参考。

(1)增强健康意识:许多人患病并非是由于细菌、病毒直接感染,而是由于长期不良的心态所导致。世界卫生组织(WHO)提出:"健康的一半是心理健康。"积极调整心态是增强机体免疫力,抵御各种疾病侵袭的第一要素,是延年益寿的重要手段。

(2)心情愉悦舒畅:对于一个人来说,保持积极向上、乐观健康的精神状态比什么都重要。活泼、愉快、喜悦地面对生活,会对大脑皮质产生良性刺激,这种刺激通过大脑调节中枢,对下丘脑的内脏调节中枢发出良性信息,以提高机体的抗病能力。

(3)净化环境:新鲜空气能够去除过量的湿气和稀释室内污染物。应定时开窗通风,保持空气流通;让阳光射进室内,因为阳光中的紫外线具有杀菌作用;亦可用食醋熏蒸房间,起到消毒效果。

(4)避免受凉:当人体受凉时,呼吸道血管收缩,血液供应减少,局部组织、细胞抵抗力下降,细菌和病毒较容易侵袭、进入人体而引发感冒。

(5)生活要有规律:生活一定要有规律。生活不规律易使人体免疫功能受到抑制,甚至减弱;重视劳逸适度,保持良好睡眠;充足有效的睡眠能消除疲劳,调节人体各种功能,增强免疫力。

(6)补充营养:多补充些鱼、肉、蛋、奶等营养价值较高的食物,能有效地增强机体免疫功能;多吃富含维生素 C 的新鲜蔬菜、水果,可中和体内毒素,提高抗病能力;重视吃微量元素硒含量高的食物,可有效地阻止病毒突变;冬春季节气候干燥,空气中尘埃含量高,人体鼻黏膜容易受损,要注意补充足量的水。

(7)经常锻炼:体育锻炼可增进血液循环,提高免疫力。但需注意:雾天不要晨练,因为浓雾中不仅含有大量有害物质,而且水汽较多,会影响人体肺部的气体交换。

(8)加强个人防护:要注意勤洗手、勤漱口;外出、歇息时尽量站在空气通畅的地方;尽量少去人员密集、拥挤的场所。

(9)重视免疫预防:对部分冬春季节好发的传染病,在流行期前可到防疫站或正规医院进行相应的接种,如流感、麻疹、流脑、肺炎等疫苗。

(10)有病及早就医:当自己或周围的人出现发热、咳嗽、呼吸困难、气短等一种或多种呼吸道感染症状时,应及时到医院去诊治,千万不能轻视,千万别不当回事,更不要不经检查就自作主张随意吃药。

3. 感冒的生活调理中要十分重视健康的生活方式 所谓生活方式是指人们日常生活的习惯、行为、嗜好和喜爱等,它涉及饮食习惯、衣着习惯、起居习惯、运动习惯、交流习惯、特殊嗜好及喜爱兴趣等方面。有的仅与个体密切相关,有的则波及群体,而且还在相当大程度上与周围环境联系在一起。如在大学里,不同的学生宿舍有不同的风气。在同一个宿舍里,只要有一两个人吸烟,受其潜移默化的影响,其他不吸烟的同学也会慢慢地跟着吸起来,并由此蔓延开来,给人的心身带来深刻而持久的负面影响和变化。

(1)世界卫生组织认为最严重的不健康生活方式有 6 种:①吸

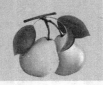

烟。②酗酒。③膳食结构不合理。④缺少运动。⑤心理应激能力下降。⑥交通事故。

现代医学研究表明，人们的生活方式并非单纯于生活举止的取舍，而是与人体或群体健康密切地联系在一起的大问题。国内外医学专家都认为，健康的生活方式可以使人充满活力，增强机体的应激能力，并获得良好的机体免疫功能，不但使自己健康快乐，而且能以积极的心态融入群体，与环境较好地协调，避免或减少罹患多种疾病。

(2)当今，健康的生活方式是人们的共同愿望：通过实施规范的健康生活方式，增添生活情趣，增加创新活力，增强免疫功能，进而为人类的健康、文明、幸福做出应有的贡献。那么，健康生活方式的标准有哪些呢？经调查并根据近些年来实施的经验，结合我国实际状况，以下十点是最值得推崇的健康生活方式。①合理膳食，多吃新鲜蔬菜水果，多吃富含不饱和脂肪酸的食物。②每餐进食不宜过饱，选择适宜于个体的运动，并保证每天睡眠充足。③培养有益于健康的兴趣爱好，如绘画、书法、集邮、培育花卉等。④勤于动脑，多读点书。特别是尽可能读点医学基础知识和养生保健方面的书籍，是很有益的。⑤宣传不吸烟，从娃娃抓起。已吸烟者，尤其反复感冒患者，要坚决戒烟，严格限制饮酒量。⑥保护野生动物和濒危动物，与有益于人类的动物和睦相处。⑦顺应自然规律和生物钟规律。⑧培养健康的心理素质。⑨保持平静的心态，建立良好的家庭、邻里、同事关系。⑩既注意个人卫生，又遵守公共卫生和社会公德，为他人健康着想，如不随地吐痰、不随地大小便、不在公共场所吸烟、喧哗等，因为一个漠视他人健康的人，不能称为真正健康的人。

4. 感冒的生活调理要养成良好的卫生习惯　我国原卫生部部长陈敏章指出："如果每个人都能主动地担负起保护自己健康的责任，建立科学的生活方式，养成良好的卫生习惯，整个中华民族的健康水平就能提高。"我国卫生部 1986 年向全国人民提出了建立良好卫生习惯的 8 条要求。①心胸豁达、情绪乐观。②劳逸结合、坚持锻炼。③生活规律、善于休闲。④营养适当、防止肥胖。⑤不吸烟、不酗酒。⑥家庭和谐、适应环境。⑦与人为善、自尊自重。⑧爱好清洁、注意安全。

（十九）感冒的饮食原则

由黏液病毒、鼻病毒、肠道病毒、腺病毒、呼吸道肠道孤儿病毒和冠状病毒等多种病毒引起普通感冒，以及流感病毒引起的流行性感冒，都是具传染性的急性上呼吸道感染性疾病。针对其起病急、发热、全身酸痛乏力，以及轻度呼吸道症状，在患者发病期间及至诊疗到康复的全过程中，都要十分重视饮食调理，应遵循以下饮食原则。

（1）饮食宜稀烂、清淡：由于感冒患者脾胃功能常受影响，稀烂清淡的食物，如稀粥、面条等易于消化吸收，可减轻脾胃负担，故根据患者的具体情况可选择吃些稀饭、烂面、蛋汤、藕粉羹、杏仁粉糊等饮食，是很适宜的。

（2）酌情选用新鲜蔬菜、水果：新鲜蔬菜、水果不仅是人体必需营养素的重要来源，而且还有助于增强机体免疫功能，提高抗病能力。

（3）多饮开水和富含维生素类的饮料：感冒初期宜大量饮水，以适应机体代谢增强的需求。后期应大量进食水果，尤其是富含维生素 C 的水果和饮料，对减轻症状、缩短病程有益。

（4）少食荤腥之物，忌食油腻厚味之品：大量的临床经验表明，感冒患者不宜食入过量的油腻食品和脂肪，更不应食用煎炒熏炙之类的食品。由于感冒病人的脾胃功能低下，对脂肪不易消化、吸收，大量的油脂分布于食管、咽喉部位，也不利于分泌物的排除。

（5）感冒后期宜多用开胃健脾之品：感冒患者在疾病后期，以

61

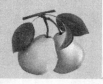

及整个康复过程,需充分、有效地调补正气,因而宜食用以下食药兼用之品:红枣、龙眼肉、白扁豆、银耳、黑木耳、芝麻、海参、豆制品等。

(6)注意感冒的辨证分型选配食物:①风寒型感冒者可多食用生姜、葱白、香菜等辛辣发散之品,忌食寒凉生冷之品。②风热型感冒者(兼见咽喉肿痛者),则宜食清淡、清热饮食,如油菜、苋菜、菠菜等食物,忌食辛辣温热之品。③暑湿感冒型患者,可食用茭白、西瓜、冬瓜、丝瓜、黄瓜等清热利湿之品调理为佳。④感冒患者发热退热后,则应因人而异多食番茄、藕、柑、橘、苹果、杏、枇杷、荸荠、甘蔗等食物,以助机体益气生津。

(7)忌烟、限酒:禁嗜烟、酗酒。

(二十)感冒的预防措施

1. 近些年对感冒传播方式有了许多新发现

(1)手是感冒的主要传播途径:感冒病毒在手帕上存活 1 小时,在手上能存活 70 小时。感冒患者擤鼻涕、挖鼻孔时病毒粘在手上,通过握手、手巾、把手、电话机、桌椅等传播。预防方法是勤洗手,不用手摸鼻、眼。呼吸飞沫传播是感冒的次要传播途径。

(2)足部受凉易感冒:足离心脏最远,供应的血量相对较少,因而对冷比较敏感,降低上呼吸道的抵抗力。当气温降至 7℃ 以下时,足就会发凉,反射性地引起鼻黏膜血管收缩。有人称足为"第二心脏",预防感冒就要做好足部保暖。

(3)"三高"饮食易感冒:食物过于丰富,鸡鸭鱼肉、山珍海味,即高脂肪、高蛋白质、高糖饮食会降低人体免疫功能。预防感冒方法是饮食荤素搭配,少参加宴会。

(4)喜爱咸食易感冒:食盐能使唾液分泌减少,口腔内溶菌酶也减少。由于钠盐的渗透作用,上皮细胞的功能被抑制,降低了干扰素等抗菌因子的分泌,病毒便乘机侵入上呼吸道黏膜而诱发。

一、感冒的基础知识

　　(5)用药不当易感冒：解热镇痛药、抗生素、磺胺类药、抗结核药、驱虫药、抗癌药等对人体免疫功能都有不同程度的抑制作用，滥用这些药物就会降低人体的抗病能力，容易感冒。

　　(6)忧愁易感冒：俗语"愁一愁，白了头"，说明忧愁对人体的影响。多愁善感的人免疫功能容易降低，杀伤病原微生物能力减弱，干扰素水平下降，呼吸道防御功能减退，感冒病毒有机可乘。

　　(7)精神紧张易感冒：有专家通过对400多名失业、失恋、离婚等精神紧张的人观察发现，他们比精神不紧张的人易感冒，原因是鼻咽部干扰素、核酸酶等抗病毒物质明显减少，局部免疫力降低。

　　(8)感冒久治不愈与牙刷有关：有些牙刷筒密封，牙刷经常处于潮湿状态，病菌容易滋生繁殖。感冒久治不愈的人除个人体质虚弱、抵抗力较差之外，就是因为病毒借刷牙时造成的牙龈伤口而反复感染。

　　(9)感冒无特效药：英国威尔士大学普通类型感冒研究中心报道，历经10年耗资500万英镑研究得出的结论是感冒无特效药。原因是世界上感冒病毒超过200种，要找到感冒特效药，难度可想而知。

　　(10)睡眠可以治感冒：美国学者近年发现感冒患者发热时产生一种叫"胞壁酸"的物质，有提高免疫功能的作用。人在睡熟时也产生这种物质，所以主张感冒患者多睡觉，使免疫力增强，感冒可不药而愈。

　　由流感病毒引发的流行性感冒，以及除流感病毒以外的其他多种病毒引起的普通感冒，都属于以急性呼吸道感染症状为主的传染性疾病，尤其流感还可引起大规模流行，甚至在全世界范围内大流行，因而必须对它采取严格的防范措施。与所有流行性传染性疾病的预防一样，应建立疫情监测机制，控制疾病流行；在控制、隔离传染源的环节上下工夫，阻断传播途径；提高被感染者增强自身抗御疾病侵犯的能力，包括药物预防、疫苗预防等全方位预防

63

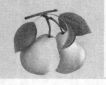

措施。

2. 现以流行性感冒为实例,扼要诠释其预防措施

(1)建立疫情监测机制,控制流行:近年来,世界上许多国家已建立起较完善的流感疫情监测网,尤其是亚洲部分国家近年发生的禽流感流行对流感监测工作提出了更高的要求。通过专门网络严密监测流感的发病情况、人群的免疫力及病毒抗原的变异情况,以便及早发现患者并进行相应隔离,预测流行趋势。对病毒抗原变异情况的监测有助于制备更加有效的流感疫苗,从而阻断新变异株的流行。流感疫情监测网对防止流感大流行起到了重要的作用。由于存在动物与人类间的传播途径,流感监测工作还应重视动物疫情的监测。

(2)隔离与消毒:①隔离感染者。对发现的患者或疑似患者应就地隔离治疗1周,并进行相应的病原学检查,及时报告疫情,以便早期确诊,早期治疗,减少传播,控制发病率。患者的住所应保持空气流通和阳光充足。②切断传播途径。流感流行期间应减少或暂停部分大型集会和集体娱乐活动。非绝对必要不到病人家串门,尽量少去公共场所,以减少传播机会。医务人员及其他接触者应戴口罩。加强对公共场所的管理,勤开窗通风换气,或进行空气消毒(用7‰漂白粉澄清液或含氯消毒液喷洒)。居室应经常换气或保持通风,并可用3‰过氧乙酸,或0.2‰~5‰漂白粉澄清液喷洒。患者用过的食具、衣物、玩具、手帕等应煮沸消毒或在阳光下曝晒2小时左右,患者使用过的居室、被子应以环氧乙烷熏蒸12~24分钟,或以过氧乙酸、紫外线进行消毒。发现动物流感疫情的地区,应密切观察疫区动物接触人群的情况。

(3)药物预防:药物预防的应用,无需考虑病毒型别或变异,在流行开始时使用即能迅速发挥作用,降低发病率,可使高度受威胁而又不能接种疫苗的易感者及时得到保护。

目前已明确认为金刚烷胺及甲基金刚烷胺、螺旋金刚烷胺对甲型流感有效,有一定的预防作用,但对乙型流感无效。因此,在流行早期应及早确定流行毒株的型别,以便采取有针对性的预防措施。甲基金刚烷胺和螺旋金刚烷胺较金刚烷胺有更强的流感预防作用。此类药物主要能够阻止甲型流感病毒进入宿主细胞,因此在接触病毒后尽早服用效果更好。金刚烷胺使用方法是,每日1次,每次100毫克,口服,儿童及肾功能不全者酌减。

在药物预防中,利巴韦林(病毒唑)、α-干扰素或10%桉叶溶液滴鼻也有较好的预防作用。具体使用方法如下:2%～5%利巴韦林溶液滴鼻,每日3～4次;或用 α-干扰素(1×10^6 单位/毫升生理盐水)滴鼻,每日2～3次;或 α-干扰素片剂舌下含化,每日2次,连续10～14天。

(4)疫苗预防:注射流感疫苗可减少流感发病,但由于流感病毒很容易发生变异,有时疫苗的作用并不理想。流感病毒在同一亚型内发生较小的变异时,根据旧毒株制备的疫苗尚有一定的免疫作用。但是,如果出现较大的变异,出现新的亚型,则旧毒株疫苗无免疫作用,必须通过尽早赶制新亚型毒株疫苗来控制流行。

流感疫苗分减毒活疫苗和灭活疫苗两种。常用的减毒活疫苗和灭活疫苗,在疫苗株和流行毒株抗原性相一致的情况下,均有肯定的预防作用。

①流感灭活疫苗。该疫苗是以流感监测获得的近年流行的流感病毒毒株制备的灭活疫苗。接种方法是基础免疫接种2次,期间间隔2周以上,皮下注射,每次1毫升。以后每年注射1次,加强免疫。如果有新的亚型流行,应换用新的疫苗重新进行基础免疫。灭活疫苗制备过程较复杂,可以制成甲、乙型和其他病毒的联合疫苗,注射后血清产生有效抗体,保护率可达80%。目前可用的有亚单位疫苗、佐剂疫苗及浓缩提纯疫苗等。此类疫苗不良反应较少,仅1%左右的接种者出现发热等全身反应,少数接种者出现注射局部轻度反应,故适用于儿童、老年人及慢性病患者等体弱

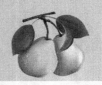

群体。

②流感病毒减毒活疫苗。采用经过组织培养多次传代减毒的活流感病毒株制成的减毒活疫苗。将该疫苗接种在健康人鼻黏膜上皮，繁殖后会产生自动免疫力。接种方法采用疫苗鼻腔喷雾法，每侧 0.25 毫升。接种 2～3 天可出现轻度呼吸道感染症状和轻度发热，1～2 天后自动消失。通常接种后半年至 1 年可预防同型流感，保护率 50%～70%。体弱者、慢性病患者、免疫力低下者及过敏体质者可能出现较重的反应，因此该疫苗接种应慎重，或改用灭活疫苗。

由于呼吸道病毒种类繁多，感染面广，且因其引发的普通感冒病情大多较轻，病后免疫多不持久，因此大范围使用疫苗预防受到一定限制。在预防工作中，对早期病人应实施呼吸道隔离。要重点保护有慢性心肺疾病的老年人。并通过恰当、适时的饮食物（即可抗击感冒的食物类药物）的调养，增强机体免疫功能，提高机体抵御感冒的能力。

二、感冒患者宜摄入的食物

千百年来,在人类长期抗击感冒(包括普通感冒、流行性感冒等)的斗争中,发现有相当数量的食物类药物,它们不仅在增强人们体质方面起着重要作用,如提供机体的热能来源、增加人体必需的微量元素、增加可强健体格的维生素。而且,经现代医学研究证实,自然界中许多食物及食药兼用之品,在增强机体免疫力方面具有特殊的意义。运用这些食物类药物,经过合理的加工和烹饪,人们食用后,可成为抗击、并打败感冒的强大力量。

现按照中医对感冒的辨证分型类别,列出各型感冒可选用的食物类药物,并对现代医学研究的其中部分食物在抗击感冒作用机制上,作扼要的介绍。

(一)风寒感冒可选用的食物与药食两用之品

风寒感冒可选用大蒜、薤白(野小蒜)、薤白头、葱白、大葱、洋葱、香菜(芫荽)、白菜根、生姜、辣椒、韭菜、豆豉、豆豉酱、柑、红茶、黄酒、红葡萄酒、荆芥、防风、紫苏叶、橘皮等。

大蒜俗称大蒜头,是大众十分喜爱的蔬菜品种,因其有较高的药用价值,远在明代以前就已入药,称其为食药妙品。大蒜为百合科植物,内有小鳞茎,叫蒜瓣。《日华子本草》载,大蒜"健脾,治肾气"。大蒜生品辛温,熟品甘温。可行滞气、暖脾胃、消癥积、解毒、杀虫。

大蒜免疫药理研究表明,大蒜素对巨噬细胞介导的细胞毒作用有明显的增强效果。另有资料报道,注射大蒜注射液后,淋巴细胞转化率和玫瑰花瓣状反应等显示其免疫指标有所升高。由此可

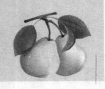

见,大蒜属免疫激发型食药佳品。现代药理研究还表明,大蒜的抑菌或抗菌作用,增强人体免疫力都是很值得关注的。大蒜水浸液对葡萄球菌、脑膜炎双球菌、肺炎双球菌、百日咳杆菌、链球菌、白喉杆菌、痢疾杆菌、大肠埃希菌、伤寒杆菌、副伤寒杆菌、结核杆菌、霍乱弧菌、枯草杆菌,以及立克次体等都有较强的抑制作用。

大蒜的抗病毒作用更为人们所关注。有资料报道,大蒜注射液(其浓度为 0.015～0.15 毫克/毫升)可显著抑制流感病毒,带状疱疹病毒,单纯疱疹病毒Ⅰ型、Ⅱ型,副流感病毒Ⅲ型,人鼻病毒Ⅱ型,疱疹口炎病毒,牛痘病毒等,并有对抗病毒毒素的作用。大蒜抗病毒作用的特点是既能直接抗病毒,又可调整免疫功能。有报道,我国援非医疗队在乌干达用大蒜治疗 98 例艾滋病患者,其中 64 例症状出现明显改善,分析其缘由,可能是提高机体免疫功能的关系。

食用大蒜的方法很多,大蒜可生吃,亦可炒菜或做调味品,大蒜已成为世界五大调味品之一。常吃大蒜有益于健康长寿,可以经常生嚼蒜瓣或做成可口的菜肴食用。要注意的是,大蒜辛热,食用会引起不良反应,如刺激胃肠道而出现头痛、头晕、恶心呕吐、腹痛腹泻、面色苍白、食欲减退、软弱无力、失眠、呼吸困难等,可饮大量浓茶,或饮甘草绿豆汤等方法解毒。

一提起生姜,真是男女老少皆知。生姜为姜科植物姜的新鲜根茎。嫩者称紫姜或子姜,老者称老姜或老生姜,一般所说生姜多指老姜或老生姜。生姜味辛,性微温,无毒,功能发表,散寒,止呕,化痰。《神农本草经》将生姜列为中品,且说:"久服去臭气,通神明。"

免疫药理研究表明,生姜对小鼠应激所致巨噬细胞巨噬功能下降有促进恢复作用。用生姜煎液给小鼠灌服 4 天,腹腔巨噬细胞吞噬百分率及吞噬指数均会升高,灌服到第 10～20 天,可达到较高水平。另有报道,生姜有促进小鼠体液免疫反应的作用。对绵羊红细胞所致小鼠体液免疫反应,生姜对其抗体产生空斑形成细胞(PFC)数、花环形成细胞数均有促进作用。

值得一提的是,生姜不仅有抗痢疾杆菌作用,抑菌试验表明,生姜提取物还对金黄色葡萄球菌、白色葡萄球菌、伤寒杆菌、霍乱弧菌、宋内痢疾杆菌、铜绿假单胞菌均有显著抑制作用,其作用与浓度呈依赖关系。另外,生姜体外试验水浸剂(1∶1)在试管内对堇色毛癣菌有抑制作用;对阴道滴虫有杀灭作用;有防止血吸虫卵孵化作用。由此可见,适量食用生姜及生姜制品可增强机体自身免疫力,杀灭相关病症的病原体,增强机体抗御疾病侵袭的能力。

生姜味辛,为居家必用之调味品,无论内服外用,在防治疾病、保持健康上均有明显的促进作用。

在寻常百姓家庭,都很重视大蒜、生姜的防治感冒作用。以生姜而言,就有用饮糖姜茶来预防春季感冒的。用大蒜妙治感冒也是这样。由于大蒜素对病毒有很强的抑制作用,就可以应用大蒜冰糖水治感冒。大蒜头4～6头,洗净切片,加水350克,另加冰糖25克,浸泡之后即可用于滴鼻漱口。每个鼻孔每次滴1～2滴,每日漱口2～3次,就有较好的疗效。值得一提的是,应用大蒜防治感冒时,须用新鲜的生制剂,煮熟的大蒜头服食,则无此作用。

(二)风热感冒可选用的食物与药食两用之品

风热感冒可选用绿豆芽、绿豆、芹菜、茄子、白萝卜、青萝卜、胡萝卜、白菜、大白菜、油菜、苋菜、黄花菜(金针菜)、芦笋、鱼腥草(蕺菜)、浮萍、甘蔗、荸荠、青果、苹果、罗汉果、梨、绿茶、蒲公英、金银花、菊花、辛夷花、桑叶、薄荷、柿霜、板蓝根、芦根、猪苦胆等。

人们常说的"龙须菜",即芦笋,为百合科植物石刁柏的嫩茎。芦笋的根、茎可药用,性微温,味苦、甘,功能润肺止咳,祛痰杀虫,利尿,现多用于防治气喘心悸,脑、心血管病,以及各种癌症的康复辅助剂。《神农本草经》称芦笋能"瘿结热气,利小便"。

有学者报道,芦笋对T细胞有明显的激发作用。低浓度芦笋

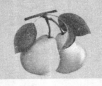

(0.1%～1.0%)可促进外周血 T 淋巴细胞对丝裂原所诱导的增值反应。浓度为 3 微克/毫升的芦笋原汁，对正常小鼠脾细胞有促进增值作用。动物体内实验还显示，给 C57 小鼠分别喂饲芦笋原汁、12.8%芦笋多糖水溶液或 22.5%芦笋皂苷水溶液，均能明显提高自然杀伤细胞(NK 细胞)和淋巴因子活化杀伤细胞(LAK 细胞)的活性，并增强小鼠脾淋巴细胞转化。同时显示芦笋苷类作用明显优于原汁和多糖水溶液。

芦笋嫩芽肉质洁白，鲜嫩香郁，品味甘甜，人们十分喜爱，不仅营养价值相当高，而且有特殊的药用价值，能增强免疫功能，因而成为风靡世界餐桌的佳蔬之一，被列入世界十大名菜。值得注意的是，芦笋不应该生吃，也不要存放 1 周以上。

茶作为我国人民日常生活中的大众饮品，举世共知，并享有国饮之誉。《神农本草经》将茶列为上品，并说，茶"久服……令人有力悦志"。日常生活中饮茶保健强身剂量为每日 3～6 克，沏水，上下午饮用。茶有提神、强心、利尿、消食、收敛、杀菌、消炎等作用。

茶叶中的脂多糖注入动物或人体后，在短时间内即可增强机体非特异性免疫力。另外，茶能杀灭细菌。茶叶所含的单宁酸，能使细菌的蛋白质变性，失去活动的能力并消灭之。研究证实，茶叶浸剂或煎剂对各型痢疾杆菌、沙门菌、金黄色葡萄球菌、乙型溶血性链球菌、白喉杆菌、炭疽杆菌、枯草杆菌、变形杆菌和铜绿假单胞菌均有抑制作用，这对增强人体抗病能力有重要意义。

在我国江南一带及云贵高原，人们采用摘鱼腥草的嫩叶食用，一般是凉拌生食，若拌入香干丝，淋入香油等作料，真有清香爽口、滋味无比，鱼腥草确是一种富含营养的蔬菜。鱼腥草即蕺菜，为三白草科植物蕺菜的全草。鱼腥草性寒，味辛，功能清热解毒，利尿消肿。现代临床多用于治疗乳腺炎、肺脓疡、支气管炎、扁桃体炎、尿路感染等。

现代免疫药理研究发现，鱼腥草煎剂在体外能明显促进人外

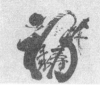

周血白细胞吞噬金黄色葡萄球菌的能力，用鱼腥草素治疗慢性支气管炎时，观察到它能提高患者白细胞的吞噬功能，提高血清备解素水平。

同时，鱼腥草有较广泛的抗病原微生物作用。鱼腥草鲜汁对金黄色葡萄球菌有抑制作用，加热后作用减弱。多种体外抑菌试验均证明，鱼腥草煎剂对金黄色葡萄球菌，白色葡萄球菌，溶血性链球菌，肺炎双球菌，卡他球菌，白喉杆菌，变形杆菌，志贺、施氏、福氏及宋内痢疾杆菌，以及肠炎杆菌，猪霍乱杆菌等多种革兰阳性及阴性菌均有抑制作用。

尤其值得关注的是，现代免疫药理研究还表明，鱼腥草煎剂对流感病毒亚洲甲型京科 68-1 株有抑制作用。鱼腥草提取物（每毫升相当 4 克生药）对流感病毒感染的小鼠有明显预防保护作用。试验还证明，用灌胃及滴鼻给药途径均有明显的效果。

鱼腥草的奇特效果，以及它所具有的增强免疫功能，抗菌、抗病毒、抗癌作用，已为现代实验研究与临床观察分析所证实。经常食用鱼腥草，具有增强免疫力，强健体质，抵御疾病，预防癌症，保持健康的作用。

人们都很熟悉，蒲公英花在孩子的成长过程中，都曾留下了梦幻般的故事。蒲公英为菊科植物，亦称黄花地丁，可生用，或采鲜品应用。蒲公英性寒，味苦、甘，功能清热解毒，清湿热。蒲公英在古代主要用于热毒痈肿，近代临床应用有较大的发展，已广泛用于各种热证，除上述病症外，还用于上呼吸道感染、急性扁桃体炎、流行性腮腺炎等。用法每日 10～30 克，鲜品加倍，捣汁内服或捣烂外敷，外用适量。

现代免疫学研究表明，蒲公英煎液对健康人淋巴细胞转化有显著促进作用，约为植物血凝素（PHA）的 3 倍。所含棕榈酸能促进小鼠胸腺肥大。给烫伤小鼠灌服蒲公英 4 天，能使 T 细胞产生的白细胞介素Ⅱ（IL-2）显著增加，动物研究还表明，蒲公英对小鼠

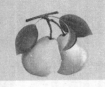

抗绵羊红细胞抗体生成有促进作用,对烫伤小鼠的抗体生成也有促进作用。

特别值得一提的是,蒲公英具有明显的抗菌、抗病毒作用。蒲公英制剂对大多数革兰阳性、阴性菌均有抗菌效果。蒲公英注射液在试管内对金黄色葡萄球菌耐药菌株、溶血性链球菌有较强杀灭作用;对肺炎双球菌、脑膜炎双球菌、铜绿假单胞菌、卡他球菌等亦有抑制作用;蒲公英制剂试管实验还表明,对多种菌型钩端螺旋体和某些致病性真菌亦有抑制作用;1∶80 的蒲公英水煎液可延缓 E-CGO11 及疱疹病毒的细胞病变。以上例子说明,在增强机体免疫力等重要防治环节中,蒲公英是有其直接或间接的辅助作用。

俗话说,夏天发热感冒了,先冲杯金银花茶喝。金银花为忍冬科植物忍冬、红腺忍冬、山银花或毛花柱忍冬的干燥花蕾或初开的花,生用或蒸馏制露用。金银花性寒,味甘,功能清热解毒,凉散风热。临床用于痈肿疔疮、喉痹、丹毒、热血毒痢、风热感冒、温病发热。

现代免疫药理研究发现,金银花液在体外能促进健康人淋巴细胞转化;其水煎剂 500 毫克/毫升能显著降低豚鼠 T 细胞 α-醋酸萘酯酶百分率;金银花能使烧伤小鼠受损淋巴细胞低下的接受抗原信息功能及淋巴母细胞化反应恢复到正常。另有研究资料报道,金银花对绵羊红细胞(SRBC)免疫后的小鼠脾空斑形成细胞(PFC)数的增加有显著促进作用。

令人关注的是,体外实验表明,金银花及其藤(即金银花藤,亦称忍冬藤)对多种致病菌,如金黄色葡萄球菌、溶血性链球菌、大肠埃希菌、痢疾杆菌、霍乱弧菌、伤寒杆菌、副伤寒杆菌等,均有一定的抑制作用;对肺炎双球菌、脑膜炎双球菌、铜绿假单胞菌、结核杆菌亦有效。且水浸剂比煎剂作用强,叶煎剂比花煎剂作用强。另有报道,金银花对致龋菌——变形链球菌,具有较好的抑菌和杀菌作用;金银花还能抑制流感病毒;其水浸剂对某些皮肤真菌有体外抑制作用。

金银花对增强中性粒细胞吞噬功能有明显的促进作用,因而对免疫功能相对较低的人群来说,在普通感冒及流行性感冒发生季节,经常饮服金银花冲泡的茶是很有裨益的。有学者报道,金银花所含绿原酸具有致敏原作用,可引起变态反应,但口服无此反应,因绿原酸可被小肠分泌物转化成无致敏活性的物质。

在临床运用中,凡服用板蓝根者,均可以与大青叶同用,或以其代之,大青叶、板蓝根功效相似,为治疗急性热病的常用药,目前多用于治疗流行性感冒、流行性腮腺炎、乙型脑炎、传染性肝炎等病毒性疾病,均有一定疗效。

大青叶为十字花科植物菘蓝、爵床科植物马蓝、马鞭草科植物路边青及蓼科植物蓼蓝等的叶。菘蓝或马蓝的根称之为板蓝根,均生用,性寒,味苦,功能清热解毒,凉血消斑。用于高热神昏、发斑发疹、疟腮、喉痹、丹毒、痈肿等。《名医别录》早有记载,大青叶"疗时气头痛,大热,口疮"。

73

(三)暑湿感冒可选用的食物与药食两用之品

暑湿感冒可选用绿豆、绿豆衣(绿豆皮)、苦瓜、西瓜、西瓜皮、冬瓜、冬瓜皮、丝瓜、黄瓜、甜瓜、哈密瓜、茭白、茶叶、荷叶、藕、扁豆花、藿香、香薷、佩兰、薏苡仁等。

茶叶又称茶、茗等,为山茶科植物茶树之叶。茶叶性微寒,味苦、甘,无毒。功能清热解毒,治咳平喘,生津止渴,利尿止泻,驱散疲劳,消食减肥。现代免疫药理研究发现,茶叶具有增强免疫力功效。据研究资料报道,癌症患者服用茶色素后,T细胞计数增加,血清中 IgG、IgA、IgM 和 G3 增加,表明了茶叶具有增强免疫力功能作用。

薏苡仁亦称苡米、苡仁、米仁,为禾本科植物薏苡的干燥成熟种仁,生用或炒用。薏苡仁性微寒或凉,味甘、淡,功能利湿健脾,

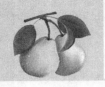

补中益气,清热排脓,消痈散结。《神农本草经》记载,薏苡仁"久服轻身益气",并将其列为上品,因其性微寒而不伤胃,益脾而不滋腻,是一味清补利湿之妙品,对久病体虚者更为适宜。因其药性平和,效力缓发,需多食久食方显其防病治病的功效。

现代免疫药理研究发现,用薏苡仁液给小鼠腹腔注射,对淋巴细胞转化有显著促进作用,为不用药组(对照组)的 7 倍,玫瑰花结形成率也会增加。另有报道,给小鼠喂服薏苡仁,对免疫反应早期阶段的抗原结合细胞有促进增生的作用,包括 T 细胞、B 细胞的前体细胞。

值得一提的是,薏苡仁浸出物的脂溶性部分能增强体液免疫力,增强巨噬细胞分泌白细胞介素 I (IL-1)的量,为对照组的 1.5 倍;薏苡仁能促进健康人淋巴细胞转化,转化率高达 70%(对照组 <10%),使溶血空斑形成细胞数高于对照组。

薏苡仁味甘,无毒,具有提高免疫力、降血糖、防治肿瘤等作用。薏苡仁既富有营养,又可祛病健身,是有食、药双重价值的优质强体食药妙品。薏苡仁参考用量为每日 10～30 克,对中老年体弱者来说,可煮粥常食,用以增强机体的免疫功能。

(四)气虚感冒可选用的食物与药食两用之品

气虚感冒可选用豆腐、豆浆、鸡蛋、牛奶、鸽蛋、鹌鹑蛋、猪肉、猪肺、牛肉、鸡肉、兔肉、鳄鱼、鲫鱼、黄鳝、海蜇、山药、栗子、莲子、红枣、黄芪、人参(及其果、叶、花)、太子参、荔枝、龙眼肉等。

豆腐、豆浆,在我国人民的日常生活中已经是不可或缺,几乎每天都在摄入的重要食品。它们的原料是大豆,为豆科植物大豆的种子。以黄豆而言,味甘,性平,功能健脾宽中,润燥利水。《日用本草》记载,黄豆"宽中下气,利大肠,消水胀,治肿毒"。

现代免疫研究结果表明,黄豆具有增强免疫力功能的作用。黄豆皂苷经口给予小鼠后,可明显促进刀豆球蛋白 A(Con A)和细菌脂多糖(LPS)对小鼠脾细胞的反应,能明显增强脾细胞对白细胞介素Ⅱ的分泌,并明显提高自然杀伤细胞(NK细胞)、淋巴因子活化的杀伤细胞(LAK细胞)毒活性。

另有资料报道,黄豆磷脂有明显促进巨噬细胞吞噬功能的作用;黄豆磷脂可增强人体淋巴细胞脱氧核糖核酸(DNA)的合成功能;黄豆皂苷对人类艾滋病病毒的感染和细胞学活性具有一定的抑制作用。

为人们所熟悉的黄芪,是豆科植物蒙古黄芪或膜荚黄芪的干燥根。黄芪性温,味甘,功能补诸虚不足。《本草求真》一书将黄芪推为"补气诸药之最"。

现代免疫药理研究结果证实,黄芪具有明显增强免疫力作用。黄芪及部分提取物能提高小鼠血浆环腺苷酸(cAMP)含量,增强调节免疫平衡,加速淋巴细胞转化,增强T细胞功能,还可抑制自身抗体引起的免疫性疾病。有研究报道,黄芪在恶性肿瘤的治疗中,具有提高巨噬细胞吞噬率及T淋巴细胞转化率作用,表明其可提高细胞免疫功能;对细胞免疫功能降低的肝炎病人,黄芪可增强细胞免疫,并改善肝功能;对慢性支气管炎病人,黄芪有升高IgM、IgG、IgA的作用。

黄芪有促进诱生及自身诱生干扰素的能力,以及有增强自然杀伤细胞活性的作用。黄芪能增强巨噬细胞活性,提高其吞噬活性。黄芪皂苷甲(AS-I)有促进巨噬细胞酶蛋白合成系统的功能和溶酶体生成的作用。免疫药理实验研究还表明,黄芪苷可促进巨噬细胞表面Fc受体增加。黄芪多糖能抑制抑制性T细胞(Ts细胞),导致其他T细胞亚群功能增强。黄芪对T细胞受胰酶损伤的E受体有明显的修复作用,能使损伤、脱落的E受体重新恢复。

现代医学研究还发现,黄芪对慢性支气管炎病人及健康人均有促进淋巴母细胞的转化作用。黄芪多糖可提高抗体形成细胞数,为对照组的6倍以上。临床医学研究中还发现,应用黄芪及黄

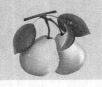

芪制剂治疗,可使脾虚证患者的 IgG 水平升高,使肝炎患者 IgG 恢复正常,可使病人痰中抗体(IgA)升高,IgA/IgG 比值增加。

十分引人注目的是,黄芪水煎液有抑菌、抑病毒作用。黄芪在细胞培养、动物及人体内均有一定的抗病毒(如水泡性口炎病毒、Sindbis 病毒、流感病毒、新城鸡瘟病毒、柯萨奇 B_2 病毒等)感染的作用。临床常用于预防流感和肝炎,防治肿瘤,治疗肾炎蛋白尿、支气管哮喘、肺炎、糖尿病、系统性红斑狼疮及银屑病等病症。

实验研究结果显示,黄芪能增加人胎肾、人胎肺二倍体细胞体外培养的传代数,并使每代次细胞的存活时间延长,可使自然衰老的细胞由 61 代次延长至 88～99 代次,黄芪可明显延缓细胞(包括人脑及神经细胞等)的衰老过程。

中药现代免疫药理对黄芪有效成分进行筛选发现,黄芪多糖并不是免疫增强作用的惟一成分。除黄芪多糖外,其中大分子蛋白质、氨基酸、生物碱及苷类均有促进抗体和免疫反应作用,并能明显提高白细胞和增强网状内皮系统的吞噬功能,对体液及细胞免疫有促进作用或调节作用,提高人体的免疫功能,增强自然杀伤细胞的细胞毒活性,减少病毒的致病性,具有从总体上促使人体强壮的作用,现代临床研究结果亦证实了这一点。用黄芪制剂喷鼻,能使感冒易感者呼吸道黏膜抗体表面免疫球蛋白 A 含量明显上升。对感冒易感者的作用表现为发病几率降低、病程缩短、症状较轻、发热几率下降,这是十分令人欣慰的大好事。在人类防治感冒的医药领域中,黄芪可充分发挥其特殊作用。

人参是大补之品,在感冒防治中同样有着重要作用。人参为五加科植物人参的干燥根。人工栽培为园参,野生为山参。多于秋季采挖,洗净。园参经晒干或烘干,称生晒参;蒸制后干燥,称红参;山参经晒干,称生晒山参。人参性味:生则甘、苦、微凉;熟则甘、微苦,温。功能大补元气,复脉固脱,补脾益肺,生津,安神。《神农本草经》称"人参……久服轻身延年"。中药现代研究表明,

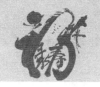

人参主要有效成分为人参皂苷类。近年来发现,人参地上部分(包括茎、叶、花蕾、果肉、种子等)亦含有皂苷类物质,其含量大大超过人参根,从而使人参研究更加活跃、深入。

免疫药理研究结果证实,人参能增强人体免疫功能,而且是增强免疫力的妙品,人参总皂苷(TSPG)是人参促进造血功能的有效成分,能促进骨髓抑制型贫血小鼠外周血红细胞、血红蛋白和股骨骨髓细胞数回升,提高骨髓细胞分裂指数,刺激骨髓造血细胞体外增殖,使其进入增殖活跃的细胞周期时相。研究结果还表明,经人参总皂苷诱导的巨噬细胞、成纤维细胞、骨髓基质细胞和脾细胞的条件培养液对造血祖细胞有较高刺激活性,并使白细胞介素Ⅵ的活性增高。

中药药理实验研究结果表明,人参多糖也有增强单核巨噬细胞系统吞噬功能的作用。人参多糖单体、红参的甲醇提取物和人参王浆酒都可刺激正常小鼠的单核巨噬细胞系统功能。有资料报道,人参可使虚弱病人免疫状况得到改善,IgM 升高,IgM 可以发挥调理功能,使巨噬细胞吞噬功能增强。人参注射液能使巨噬细胞吞噬指数明显升高,而且巨噬细胞在形态方面也有变化,细胞质内常有空泡,使被吞噬的鸡红细胞,多数呈现为各级消化状态。而对照组巨噬细胞常无变化,被吞噬的鸡红细胞多数形态完整,未被消化。

另有报道,人参皂苷可使免疫抑制动物的免疫功能得到不同程度的恢复,包括抗体产生、细胞免疫功能和细胞因子的产生等。人参三醇型皂苷可明显地增加受照(接受大剂量 X 射线单次全身照射)大鼠外周血细胞数,胸腺细胞和脾脏细胞数,减轻受照大鼠胸腺和脾脏重量的降低。同时,还可提高正常大鼠外周血白细胞数及胸腺、脾脏细胞数。从而证实,人参皂苷及人参三醇型皂苷不仅对药物及辐射所致的免疫器官损伤有保护作用,同时,也可增强机体的防御能力。

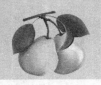

体外研究证实,人参多糖对健康人和乙肝相关肾炎、肾病综合征和慢性肾衰竭患者的外周血单核细胞诱发白细胞介素Ⅱ及其受体活性具有显著的促进作用,表明人参多糖是一种有效的生物反应调节剂。有学者认为,人参对免疫功能的调节,除直接作用外,还具有通过脑部的海马,使胸腺细胞刀豆球蛋白A(Con A)增殖反应增强,胸腺细胞掺入增加,腹腔巨噬细胞分泌白细胞介素Ⅰ增多,血清免疫复合物下降等作用。

人参对于中老年人脏器功能衰退,内分泌和免疫功能低下,以及对环境改变、感染、外伤等情况,无疑都能起到一定程度的保护作用。虽说人参的毒性很小,但大量或和长期服用,也会产生毒副作用。如长时间不恰当服用人参及其制品,可出现血压升高、鼻出血、精神过度兴奋、烦躁不安、失眠、急躁易怒、头晕目眩、头痛等症状,医学上称为人参滥用综合征,因而不可长期大量服用人参。在此建议,短期服用人参较为科学,每日控制在3克左右;长期服用,每日不宜超过1克,且以10日为1个疗程,停服7～10日,再在医师指导下酌情开始下1个疗程。

(五)血虚感冒可选用的食物与药食两用之品

血虚感冒可选用猪肝、猪血、鸭血、菠菜、花生、葡萄、红枣、黑木耳、红糖、阿胶、赤小豆等。

黑木耳,亦称木耳,为木耳科真菌木耳的干燥子实体。《神农本草经》等古籍均有生产和食用黑木耳的记载。木耳可入药,是优质食药兼用之品。黑木耳性平,味甘。功能清肺润燥,益气不饥,轻身强志,养血健胃,益气强身,活血。适用于气血两虚、少气乏力、心悸、自汗畏冷、面色苍白等症。

现代免疫药理研究发现,黑木耳多糖能明显增加小鼠脾脏的重量,增强巨噬细胞的吞噬功能,提高其吞噬指数和吞噬百分数。另有研究报道,黑木耳具有增强小鼠体液免疫和细胞免疫功能的

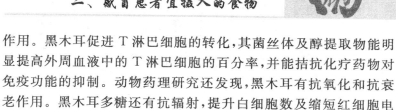

作用。黑木耳促进 T 淋巴细胞的转化,其菌丝体及醇提取物能明显提高外周血液中的 T 淋巴细胞的百分率,并能拮抗化疗药物对免疫功能的抑制。动物药理研究还发现,黑木耳有抗氧化和抗衰老作用。黑木耳多糖还有抗辐射,提升白细胞数及缩短红细胞电泳时间等作用。

有报道,黑木耳具有显著的抗肿瘤活性。黑木耳多糖体,对肿瘤细胞能产生分解作用,并具有免疫特性。癌症病人使用这种多糖体,体内球蛋白的组成成分会显著增加,从而增强了人体的免疫功能。

黑木耳在古代就有树鸡之美誉,说是生长在树上的"鸡",营养十分丰富,是百姓餐桌上的一道上等佳蔬,可汤可菜,味道别致,鲜美舒心,深受人们的喜爱。现代医学研究证实,黑木耳具有抗氧化、延缓衰老、提高免疫功能、抗血栓等作用,是食药兼优之妙品,且价格便宜,是不可多得的大众益寿食品。经常适量食用黑木耳,对增强自身的免疫功能,强壮自身的体质大有裨益。需提醒一点的是,由于黑木耳滋润利肠,故大便溏泻者忌用。

赤小豆是豆科植物赤小豆或赤豆的干燥成熟种子。赤小豆性平,味甘、酸。功能利水消肿,解毒排脓。《神农本草经》说赤小豆"注下水,排痈肿脓血"。临床用于水肿胀满、脚气水肿、黄疸尿赤、风湿热痹、痈肿疮毒、肠痈腹痛等症。

现代免疫药理研究发现,赤小豆对活性 E-玫瑰花结反应形成有促进作用,形成率可达 48.25%,而且对体外淋巴细胞增殖反应亦有一定的刺激作用,无凝集血球作用。

有研究报道,赤小豆具有抗菌、抗病毒作用。20%赤小豆煎剂对金黄色葡萄球菌、福氏痢疾杆菌及伤寒杆菌等有抑制作用。临床应用研究报道,用赤小豆外敷治疗痄腮(流行性腮腺炎)疗效明显。其方法是取赤小豆 50~70 粒研成细末,与温水(或鸡蛋清、蜂蜜)调制成稀糊,摊在布上,敷贴患处。一般用药 1 次即能消肿。

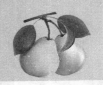

我国民间曾有"赤豆赤,黄豆黄,无病食之把病防"的歌谣。这是对赤小豆增强免疫力,抵御细菌、病毒侵袭人体的真实写照。每当夏秋之季,经常煮一锅赤小豆汤,老人小孩食之,就能预防生疖疮,并可祛湿气。

(六)阴虚感冒可选用的食物与药食两用之品

阴虚感冒可选用甲鱼(鳖)、乌龟、鹅肉、鸭肉、黑鱼、海蜇、牡蛎、海参、芒果、柿饼、无花果、乌梅、甜杏仁、银耳、百合、蜂蜜、冰糖、黑芝麻、胖大海、西洋参、黄精、玉竹、麦冬、天冬等。

银耳亦称白木耳,为银耳科真菌银耳的子实体。银耳一般作滋补品。银耳性平,味甘、淡,无毒。功能滋阴润肺,养胃生津,健脾强身。临床多用于虚劳咳嗽、痰中带血、虚热口渴等。

现代免疫药理研究发现,银耳多糖能明显促进小鼠网状内皮系统的功能,提高血液中碳粒的廓清速度,增强巨噬细胞的吞噬能力,使吞噬指数(K值)和吞噬系数(α值)均明显提高。其作用随剂量的增加而增强。银耳多糖不仅对机体单核巨噬细胞系统有激活作用,而且对可的松、环磷酰胺、四环素所致的单核巨噬细胞系统抑制也有一定的拮抗作用,能使其恢复到正常或高于正常水平。

免疫药理实验研究发现,将从银耳孢子或子实体中所获取的多糖给小鼠腹腔或皮下注射,均能激活小鼠腹腔巨噬细胞,增强吞噬功能,并可见巨噬细胞体积增大,形态发生明显改变,酸性磷酸酶活性增强,使鸡红细胞(CRBC)吞噬率明显提高。经银耳制剂激活的小鼠巨噬细胞对肿瘤细胞也有抑制作用,并可溶解小鼠腹水型肝癌细胞。另有报道,银耳孢子多糖还可以使 T 淋巴细胞和 B 淋巴细胞数量均有增加。银耳多糖 50~200 微克/毫升能显著促进刀豆球蛋白 A(Con A)诱导的淋巴细胞增殖,但并不影响氢化可的松对淋巴细胞增殖反应的抑制作用。

有学者报道,银耳多糖能提高机体体液免疫能力,明显增加正

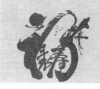

常小鼠和免疫功能受抑制小鼠血清溶血抗体的含量,并拮抗环磷酰胺对体液免疫的抑制。发酵生产的银耳粗提物能使恒河猴的 IgA、IgG、IgM 呈现不同程度的增加,其中以 IgG 增加最明显。由此表明,银耳多糖有增强体液免疫的作用。银耳多糖对可的松、环磷酰胺等化疗药物对细胞免疫的抑制也有拮抗作用,可使细胞免疫功能恢复到正常水平,使 E-玫瑰花结细胞形成增多,T 淋巴细胞活力提高及白细胞总数增加,并对抗其造成的脾萎缩。

银耳制剂还有提高动物补体水平和诱生干扰素的作用。银耳多糖能够显著促进正常小鼠腺细胞中白细胞介素Ⅱ(IL-2)的产生,明显恢复老年小鼠脾细胞的分泌能力和对抗可的松的抑制作用。有资料报道,长期食用银耳的老年人免疫功能、免疫指标明显高于对照组的老年人。

银耳是人们熟悉和喜爱的补益食用菌。因其有清肺之热,养胃之阴之功效,既能补脾开胃,又能益气清肠,且具有滋润而不腻滞,健脑而不亢奋的特点,被人们誉为食用菌之冠。研究证实,银耳不但有提高免疫功能,还有抗氧化、抗肿瘤、抗辐射等功效,且无毒副作用,适宜于中老年人经常食用。中医临床经验显示,风寒咳嗽者忌食。

芒果亦称杧果,为漆树科植物芒果的果实。《本草纲目拾遗》记载,芒果"凡渡海者,食之不呕浪","能益气,故能止眩晕"。

现代免疫药理研究发现,芒果所含的芒果苷对单核-巨噬细胞系统有诱导激活作用。经过芒果苷诱导或体外芒果苷处理的腹腔巨噬细胞,一是其酸性磷酸酯酶的活性增加,在 5 微克/毫升和 20 微克/毫升时,同对照组差异显著,而且浓度越高,对诱导酸性磷酸酯酶的活性越有效。二是其细胞毒活性提高。在抗体依赖细胞介导细胞毒作用(ADCC)分析试验中显示,较高浓度(20 微克/毫升)的芒果苷诱导的腹腔巨噬细胞有较强的细胞毒活性。三是对腹水纤维肉瘤细胞的吞噬细胞的吞噬作用增强。在与 5 微克/毫

81

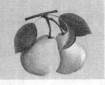

升或 20 微克/毫升芒果苷一起培养时,腹腔巨噬细胞对纤维肉瘤的吞噬作用明显增高。这种增强巨噬细胞杀伤作用与增加肿瘤靶细胞与巨噬细胞结合有关。

麦冬即麦门冬,为百合科植物麦门冬的块根。生用。麦冬性微寒,味甘、微苦。功能养阴,清火,生津。临床应用于肺阴虚、胃阴虚、心阴虚及心经火热证。《神农本草经》记载,麦冬"久服轻身,不老不饥"。《本草正义》誉称麦冬为"甘药补益之上品"。

现代免疫药理研究表明,用麦冬(沿阶草)及湖北麦冬水煎液做腹腔注射,能显著对抗环磷酰胺引起的小鼠白细胞下降。用麦冬多糖或用短葶山麦冬皂苷 C 做腹腔注射均能显著对抗环磷酰胺、^{60}钴 γ-射线照射引起的小鼠白细胞减少。麦冬粗提物对犬急性放射病有一定治疗作用。麦冬、麦冬桑椹膏对小鼠粒系祖细胞的生长有促进作用。在上述研究中,还发现麦冬可增加单核巨噬细胞系统的吞噬功能,并使血液中碳粒廓清加速,脾重增加。同时发现,将含有麦冬的参脉注射液加入大鼠腹透液中,可获得同样的研究结果。此外,麦冬汤在体外能增强白细胞对金黄色葡萄球菌的吞噬功能。

国内有学者报道,应用玉屏风散加麦冬,制成 10% 的可饲混合液,供小鼠自由饮用,连续 3 个月,发现玉屏风散加麦冬具有促进淋巴细胞脱氧核糖核酸合成,加快细胞分裂增殖,延缓细胞衰老及增强免疫功能效应。

值得一提的是,麦冬具有抗菌、抗病毒、抗癌作用。有学者报道,麦冬煎剂对白色葡萄球菌、大肠埃希菌、伤寒杆菌、副伤寒杆菌、白喉杆菌、枯草杆菌、变形杆菌、幽门螺杆菌等均有明显的抑制作用。麦冬所含皂苷有非特异性预防感染的作用。麦冬煎剂对柯萨奇 B_5 病毒感染有预防和治疗作用。

麦冬水或醇提取物能促进抗体的生长并延长其免疫功能,麦冬具有抗菌、抗癌功效,这对于老年人来说尤为重要。这是因为老年人多体弱易于感染,突变细胞日益增多而清除突变细胞的监视系统能力又明显减弱之故。以参麦注射液为例,将其用于晚期肿瘤患者,能显著提高患者的免疫力,提高淋巴因子活化的杀伤细胞(LAK细胞)百分率,提高自然杀伤细胞(NK细胞)和干扰素活性。由此可见,参麦注射液提高肿瘤患者免疫功能的作用是多方面的。参麦注射液若和化学抗癌药合用,可明显提高其有效率和明显降低其不良反应。麦冬是中老年人养生保健,防治疾病的好朋友。

(七)阳虚感冒可选用的食物与药食两用之品

阳虚感冒可选用羊肉、羊肺、牛骨髓、猪肉、鹿肉、核桃仁、米酒、封缸酒、肉桂、冬虫夏草等。

冬虫夏草简称虫草,系真菌(虫草菌)寄生在昆虫(绿蝙蝠蛾)幼虫上所形成的子座(即草部分)与菌核(即虫的尸体部分)两部分组成的复合体,经干燥而得,生用。中医学认为,冬虫夏草性平,味甘。《本草从新》记载冬虫夏草"保肺益肾,止血化痰,止劳嗽。"《本草拾遗》记载,虫草能"治膈症、蛊胀、病后虚损"。

现代免疫药理研究发现,虫草、虫草菌浸剂可明显增加小鼠脾脏重量,并拮抗泼尼松与环磷酰胺引起的脾重减轻。虫草醇提物不仅可增加小鼠脾重,而且可使脾脏脱氧核糖核酸、核糖核酸及蛋白质含量明显增高。形态学研究也表明,虫草水提物可促使小鼠脾巨噬细胞增生,脾脏切片可观察到不同形态的成熟巨噬细胞。

免疫药理学研究还表明,虫草对单核巨噬细胞系统有增强作用。虫草多糖和虫草菌水提液均可明显提高小鼠血中胶体碳粒廓清速度,增加小鼠腹腔巨噬细胞吞噬指数和吞噬百分率,并使肝、脾吞噬系数 α 值显著增高,且能对抗可的松引起的腹腔巨噬细胞吞噬功能的降低。

免疫药理实验研究结果证实,虫草对体液免疫功能有增强作

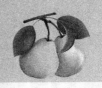

用。使用虫草菌或虫草多糖的小鼠，其血清 IgG 含量明显增加。体外试验还证明，虫草能诱导小鼠脾脏 B 淋巴细胞表达较高水平的白细胞介素 Ⅱ 受体，放大、调节 B 淋巴细胞的应答。

值得一提的是，虫草对自然杀伤细胞活性有增强作用。细胞免疫研究表明，虫草醇提取液体内给药能保护环磷酰胺所致免疫抑制小鼠自然杀伤细胞活性的降低，虫草醇提取液 0.1 毫克/毫升、1.0 毫克/毫升体外处理人外周血单核细胞，可使自然杀伤细胞杀伤 K562 细胞的活性呈现时间依赖性增强。

冬虫夏草及人工培养子实体（又称蛹虫草、北虫草）免疫药理活性研究的结果初步表明，它们能影响免疫系统的多个环节，对不同淋巴细胞亚群，或增强其功能，或抑制其功能，或者呈双向调节作用，且毒性极低，既不影响骨髓与脾造血功能，又无淋巴细胞毒性，因而是一种很有应用前景的新型免疫调节剂。

三、风寒感冒的食疗验方

1. 生姜红茶

【原　料】　鲜生姜 50 克,红茶 2 克。

【制　作】　将鲜生姜洗净,切成薄片,与红茶同入杯中,用沸水冲泡,加盖闷 5 分钟即成。

【用　法】　代茶频饮,可连续冲泡 3～5 次,当日饮完。

【功　效】　疏风散寒,发汗解表。适用于风寒感冒。

2. 红枣姜糖饮

【原　料】　红枣 60 克,老姜 15 克,绿茶 1 克,红糖 60 克。

【制　作】　将红枣、老姜、绿茶放入锅中,加水煎汤,调入红糖即成。

【用　法】　上下午趁热分饮。

【功　效】　疏风散寒,发汗解表。适用于风寒感冒,对兼有乏力者尤为适宜。

3. 红枣花椒生姜茶

【原　料】　红枣 15 克,花椒 10 克,生姜 5 克。

【制　作】　将红枣、花椒、生姜加水浸泡 30 分钟,入锅煎煮 10 分钟,去渣取汁即成。

【用　法】　上下午趁热分饮。

【功　效】　疏风散寒,发汗解表。适用于风寒感冒,对兼有乏力者尤为适宜。

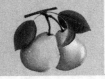

4. 生姜红糖饮

【原　料】　鲜生姜 50 克,红糖 30 克。

【制　作】　将鲜生姜洗净,切片,与红糖同入锅中,加水适量,大火煮沸后改小火煎煮 20 分钟即成。

【用　法】　上下午趁热分饮。

【功　效】　疏风散寒,发汗解表。适用于风寒感冒。

5. 姜蒜红糖饮

【原　料】　鲜生姜 30 克,大蒜 6 瓣,红糖 30 克。

【制　作】　将鲜生姜洗净,大蒜瓣去外皮后与鲜生姜一同切片,与红糖同入锅中,加水适量,大火煮沸后改小火煎煮 20 分钟即成。

【用　法】　上下午趁热分饮。

【功　效】　疏风散寒,发汗解表。适用于风寒感冒。

6. 葱白豆豉饮

【原　料】　葱白 10 克,豆豉 10 克。

【制　作】　将豆豉洗净,用刀切碎,入锅,加适量水,煎煮 3 分钟后加入切碎的葱白,再煎煮 2 沸即成。

【用　法】　上下午趁热分饮,饮后盖被,使出微汗。

【功　效】　疏风解表散寒,发汗解表。适用于风寒感冒。

7. 姜葱红糖饮

【原　料】　生姜 10 克,葱白 15 克,红糖适量。

【制　作】　将生姜洗净,切片,入锅,加适量水,煎煮 10 分钟,加入切碎的葱白,再煮 2 沸,去渣取汁,加入红糖,待糖溶化即成。

【用　法】　上下午趁热分饮。

【功　效】　疏风解表散寒,发汗解表。适用于风寒感冒。

8. 姜糖苏叶饮

【原　料】　生姜 20 克,紫苏叶 10 克,红糖适量。

【制　作】　将生姜洗净,切成薄片,与洗净的紫苏叶同入锅中,加适量水,煎煮 20 分钟,去渣取汁,加入红糖,待糖溶化即成。

【用　法】　上下午趁热分饮。

【功　效】　疏风散寒,发汗解表。适用于风寒感冒。

9. 姜枣红糖饮

【原　料】　鲜生姜 30 克,红枣 5 颗,红糖 10 克。

【制　作】　将鲜生姜洗净,切成细丝。红枣洗净,去核,与生姜丝同入锅中,加适量水,煎煮 20 分钟,加入红糖,再煮 1 沸即成。

【用　法】　上下午趁热分饮,同时嚼食红枣与姜丝。

【功　效】　疏风解表,健脾散寒。适用于风寒感冒,对兼有乏力者尤为适宜。

10. 鹅不食草汁

【原　料】　新鲜鹅不食草 100 克,黄酒 5 克。

【制　作】　将新鲜鹅不食草择洗干净,放入温开水浸泡片刻,取出,切碎,捣烂,绞压取汁,加入少量温黄酒即成。

【用　法】　早晚分饮。

【功　效】　疏风解表散寒。适用于风寒感冒。

11. 生姜蒜枣饮

【原　料】　生姜 10 克,蒜头 30 克,红枣 20 克。

【制　作】　将红枣洗净,放入温开水中浸泡片刻,备用。生姜、蒜头(去外皮)分别洗净,生姜连皮切碎,蒜头捣碎,同放入砂

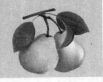

锅,加入红枣及其浸泡水,视需要再加适量清水,大火煮沸后,改用小火煨煮 30 分钟,过滤取汁即成。

【用　法】　早晚分饮。

【功　效】　疏风散寒,解表补中。适用于风寒感冒。

12. 葱白米粥

【原　料】　葱白 20 根,粳米 60 克。

【制　作】　将新鲜连根葱白洗净,切段。另取粳米淘洗干净,加水按常法煮粥,待粥半熟时加入葱白段,同煮为粥即成。

【用　法】　早晚趁热分食。

【功　效】　疏风散寒,发汗解表。适用于风寒感冒。

13. 花椒油杂面

【原　料】　绿豆粉 350 克,面粉 150 克,鸡蛋 1 个,白糖、芝麻、花椒、香油、酱油各适量。

【制　作】　将绿豆粉、面粉、鸡蛋、白糖、芝麻一起放入盆内,加适量水,和成面团,擀成大面片,切成细丝杂面条。炒锅上火,放香油烧热,加入花椒,炸出香味,同时取碗,放入酱油,然后把炸香的花椒油倒入锅中,盖上盖。把面条放入锅中煮熟,捞出,浇入花椒油拌匀即成。

【用　法】　主食,随量食用。

【功　效】　发汗解表,健脾开胃。适用于风寒感冒,对畏寒无汗,食欲减退者尤为适宜。

14. 莜麦香菜面条

【原　料】　莜麦面 500 克,黄瓜丝 100 克,香菜末 50 克,白萝卜丝 100 克,蒜蓉 10 克,酱油、精盐、醋、香油各适量。

【制　作】　将莜麦面倒入盆中,用开水烫面,用筷子向一个方向搅动,和成面团,揪成小剂子,擀成面条,轻轻叠放笼屉中,蒸熟。把蒜蓉、酱油、精盐、醋、香油倒入小碗中,调匀成卤汁。将面条取出,抖散,放入碗中,加黄瓜丝、香菜末、白萝卜丝,浇上卤汁,拌匀即成。

【用　　法】　主食,随量食用。

【功　　效】　发汗解表,健脾开胃。适用于风寒感冒,对畏寒无汗,食欲不佳者尤为适宜。

15. 艾叶蒸饺

【原　　料】　糯米粉150克,粳米粉350克,鲜嫩艾叶60克,芝麻、白糖、碱水各适量。

【制　　作】　铁锅内加水150克,置大火上煮沸,加入碱水,再煮沸,下入洗净的嫩艾叶,煮软,约煮5分钟(煮时不加锅盖,防止艾叶变黄),起锅捞入凉开水过凉;芝麻淘洗干净,控干水分,放入锅中,小火炒至芝麻变色,并透出香味时起锅,用擀面杖将芝麻擀成细末,和白糖放在一起,拌匀成馅;粳米粉放入面缸中,冲入沸水350毫升,边冲边用木棍搅匀,成厚粉糊。在煮软的艾叶中加入碱水10毫升、糯米粉和匀,再把粳米厚粉糊倒入,用力揉匀透成面团;在案板上撒上干糯米粉,入上团,搓成直径4厘米的条,揪成重约45毫升的一个剂子;将剂子按扁,成直径6厘米的扁圆厚皮,捏成酒盅状,加入馅料10克,用双手拇指与食指先捏成三角形,再收口捏成海燕状生坯,将艾饺生坯摆入蒸笼中,用大火蒸约20分钟即成。

【用　　法】　主食,随量食用。

【功　　效】　发散风寒,健脾养胃。适用于风寒感冒。

16. 蒜蓉辣酱面

【原　　料】　面条500克,蒜蓉辣酱10克,香油、酱豆腐、芝麻酱、味精、精盐各适量。

【制　　作】　将蒜蓉辣酱、香油、酱豆腐、芝麻酱、味精、精盐加

89

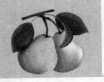

凉开水调匀，倒入碗中。炒锅上火，放入清水煮沸，下入面条，煮熟后，捞入大碗中，倒入调料，拌匀即成。

【用　法】　主食，随量食用。

【功　效】　发散风寒，健脾养胃。适用于风寒感冒。

17. 白菜辣子拌面

【原　料】　辣椒油 5 克，面条 500 克，白菜 300 克，植物油、虾酱、精盐、葱花、生姜末、白糖、酱油、味精各适量。

【制　作】　将面条放入沸水锅中煮熟，捞入碗中；白菜择洗干净，切丝。炒锅上火，放油烧热，下入葱花、姜末煸炒，出香后再放白菜丝煸炒，下酱油、精盐、白糖，待熟时放入味精拌匀；把炒好的白菜丝放在煮熟的面条上，再倒上辣椒油、虾酱拌匀即成。

【用　法】　主食，随量食用。

【功　效】　发散风寒，健脾养胃。适用于风寒感冒。

18. 葱白红糖粥

【原　料】　葱白 50 克，粳米 50 克，红糖适量。

【制　作】　将葱白洗净，切成片。粳米淘洗干净，入锅后加适量水，大火煮沸，改小火煮成稠粥，粥将成时加入葱白片及红糖，再煮 2 沸即成。

【用　法】　早晚趁热分食。

【功　效】　疏风解表，补中散寒。适用于风寒感冒。

19. 苏叶神曲粥

【原　料】　紫苏叶 10 克，神曲 15 克，粳米 50 克。

【制　作】　将紫苏叶、神曲同入锅中，加适量水，煎煮 20 分钟，去渣取汁，倒入盛有淘洗干净的粳米锅中，再加适量水，煮成稠粥即成。

【用　法】　早晚趁热分食。

【功　效】　疏风解表散寒。适用于风寒感冒。

20. 蒜头炒饭

【原　料】　米饭 500 克,大蒜头 1 个,猪油 25 克,熟香肠 100 克,精盐、味精各适量。

【制　作】　将香肠切成碎末;蒜剥去皮,切成碎末。炒锅上火,倒入猪油,大火烧至七成热后,倒入蒜蓉迅速煸炒,炒出香味后,倒入米饭炒透,再加入香肠炒匀,盖上锅盖焖一会儿,加入精盐、味精翻炒均匀即成。

【用　法】　早晚趁热分食。

【功　效】　疏风解表散寒。主治风寒感冒。

21. 葱油干丝

【原　料】　大葱 30 克,百页 250 克,精盐、味精、红醋、香油各适量。

【制　作】　将百页(豆腐皮)切丝,开水烫熟;大葱去皮洗净,切成丝;百页丝放入碗内,加适量精盐、味精、红醋拌匀。炒锅上火,加适量香油,放入葱丝炸香,趁热浇到百页丝上,拌匀即成。

【用　法】　佐餐,随量食用。

【功　效】　疏风解表散寒。适用于风寒感冒。

22. 糖醋大蒜

【原　料】　大蒜 1 000 克,白糖、精盐、食醋各适量。

【制　作】　将大蒜切去根、须,蒜茎可留半指长,放入缸内用清水浸泡 7 天,每天换一次水,把蒜的辣味泡出,然后再腌制。下缸时要一层蒜一层精盐,一天翻 1 次,4 天后捞出晒干。一般先把蒜皮撕去再腌。把精盐放在水中化开,加糖、醋煮沸晾凉后,再倒

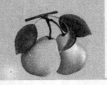

入蒜缸内,盐水要把蒜盖住,密封,存放 3 个月即成(如制作糖蒜数量较多时,用小满前后的白皮蒜最好,紫皮蒜辣味大,破皮易烂,且防止雨水、生水进入腌缸内)。

【用　法】　佐餐,随量食用。

【功　效】　发散风寒,降压降脂。适用于风寒感冒,且有预防感冒的作用,对兼有高血压、高脂血症者尤为适宜。

23. 蒜蓉荷兰豆

【原　料】　蒜蓉 30 克,荷兰豆 300 克,盐、黄酒、味精、植物油、熟鸡油、鲜汤各适量。

【制　作】　将荷兰豆掐头去边筋,洗净后焯水过凉。炒锅上火,加底油烧热,下入蒜蓉略炒,加入荷兰豆、精盐、黄酒、味精、鲜汤,炒至入味,淋入鸡油,起锅装盘即成。

【用　法】　佐餐,随量食用。

【功　效】　疏风解表,降脂祛湿。适用于风寒感冒,对兼有血脂增高者尤为适宜。

24. 青椒炒豆豉

【原　料】　青椒 500 克,豆豉 250 克,植物油、精盐、味精各适量。

【制　作】　将青椒去蒂、子,洗净,切成块。炒锅上火,放植物油烧热,下青椒煸炒,再下豆豉翻炒出香味,加入精盐、味精,翻炒片刻即成。

【用　法】　佐餐,随量食用。

【功　效】　疏风散寒,发汗解表。适用于风寒感冒。

25. 豆豉炖豆腐

【原　料】　葱白 15 克,豆豉 20 克,豆腐 250 克,精盐、味精、五香粉、香油各适量。

【制　作】　将葱白洗净,切成丝,与豆豉、豆腐同入锅中,加鲜汤适量,先煨煮 20 分钟,加入精盐,再煮 2 沸,放入味精、五香粉拌匀,淋入香油即成。

【用　法】　佐餐,随量食用。

【功　效】　疏风散寒,解表补中。适用于风寒感冒。

26. 小葱拌豆腐

【原　料】　豆腐 300 克,小葱 100 克,香油 15 克,辣椒油、精盐各适量。

【制　作】　将豆腐用开水烫一下,切成丁;小葱择洗干净,切成碎段。将豆腐丁放入盘中,加入葱碎段、精盐、香油拌匀,稍加点辣椒油即成。

【用　法】　佐餐,随量食用。

【功　效】　疏风散寒,解表补中。适用于风寒感冒。

93

27. 小辣椒拌豆腐

【原　料】　豆腐 500 克,小辣椒 2 个,大蒜 3 瓣,香油、精盐、白糖、味精各适量。

【制　作】　将豆腐放入沸水锅内烫一下,捞出放入盘内;小辣椒去蒂和子,洗净,切成碎末,放在豆腐上面,加入精盐、白糖、味精、拌匀;大蒜剥去外皮,洗净,拍碎剁成蒜蓉,放在豆腐上,淋上香油,拌匀即成。

【用　法】　佐餐,随量食用。

【功　效】　疏风散寒,解表补中。适用于风寒感冒。

28. 鹅不食草拌香干

【原　料】　鲜嫩鹅不食草 250 克,香干 100 克,姜丝、蒜蓉、精

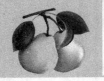

盐、鸡精、香油各适量。

【制　作】　将新鲜鹅不食草洗净,切成小段;香干切成细丝。两者一同放入盘中,加蒜蓉、精盐、鸡精拌匀,最后淋入香油即成。

【用　法】　佐餐,随量食用。

【功　效】　疏风散寒,解表补中。适用于风寒感冒。

29. 姜丝萝卜汤

【原　料】　姜丝 200 克,萝卜 100 克,白糖适量。

【制　作】　将萝卜洗净后切丝,与姜丝同入锅中,加水适量,煎煮 20 分钟,调入白糖即成。

【用　法】　随量食用,当日吃完。

【功　效】　发散风寒,止咳化痰。适用于风寒感冒,对伴有咳嗽者尤为适宜。

30. 生姜香菜汤

【原　料】　姜丝 60 克,香菜 50 克。

【制　作】　将姜丝与洗净的香菜同入锅中,加水适量,煎煮 20 分钟即成。

【用　法】　早晚趁热分喝。

【功　效】　发散风寒。适用于风寒感冒。

31. 生姜芥菜汤

【原　料】　生姜 30 克,鲜芥菜 500 克,精盐适量。

【制　作】　将生姜切成薄片。芥菜洗净后切成小段,与生姜片同入锅中,加水适量,煎煮 20 分钟,去渣留汁即成。

【用　法】　早晚趁热分喝。

【功　效】　发散风寒。适用于风寒感冒。

32. 红枣姜桂汤

【原　料】　红枣 10 颗,干姜 9 克,桂枝 6 克。

【制　作】　将红枣、干姜、桂枝洗净,一同放入锅中,加入清水适量,煎汤取汁即成。

【用　法】　早晚趁热分喝。

【功　效】　疏风散寒,补气养血。适用于风寒感冒,对兼有体质虚弱者尤为适宜。

33. 橄榄苏叶汤

【原　料】　新鲜橄榄(去核)60 克,葱白 15 克,生姜 10 克,紫苏叶 10 克,精盐适量。

【制　作】　将橄榄、葱白、生姜、紫苏叶洗净,一同放锅中,加清水 1 000 毫升,煎煮至 400 毫升,去药渣,加少量精盐调味即成。

【用　法】　上下午趁热分喝。

【功　效】　解表散寒,利咽和胃。适用于风寒感冒,对兼有咽干、食欲不佳者尤为适宜。

34. 葱白萝卜汤

【原　料】　葱白 5 根,萝卜 200 克,精盐、香油各适量。

【制　作】　将葱白洗净,切成丝片。萝卜洗净,切成薄片,入锅,加适量水,煮至将熟时,加入葱白丝,再煮 5 分钟,加入精盐,淋入香油即成。

【用　法】　佐餐,随量食用。

【功　效】　疏风解表,理气化痰。适用于风寒感冒,对兼有咳嗽痰多、胸闷者尤为适宜。

95

四、风热感冒的食疗验方

1. 桑菊薄荷茶

【原　料】桑叶5克，菊花3克，薄荷3克，绿茶2克。

【制　作】将以上4味同入杯中，用沸水冲泡，加盖闷10分钟即成。

【用　法】代茶频饮，可连续冲服3～5次，当日饮完。

【功　效】发散风热。适用于风热感冒。

2. 金银花茶

【原　料】金银花10克，绿茶2克。

【制　作】将以上2味同入杯中，用沸水冲泡，加盖闷5分钟即成。

【用　法】代茶频饮，可连续冲服3～5次，当日饮完。

【功　效】发散风热。适用于风热感冒。

3. 大青叶贯众茶

【原　料】大青叶20克，贯众15克，绿茶1克。

【制　作】将大青叶、贯众洗净，切碎，与绿茶同入砂锅，加足量水浸泡片刻，大火煮沸，改用中火煎煮30分钟，用洁净纱布过滤，取汁即成。

【用　法】代茶频饮。

【功　效】疏风解表，清热解毒。适用于风热感冒。

4. 板蓝根茶

【原　料】　板蓝根 15 克,羌活 6 克,绿茶 3 克。

【制　作】　将板蓝根、羌活洗净后与绿茶同入锅中,加适量水,大火煮沸,改用小火煎煮 15 分钟,取汁即成。

【用　法】　代茶频饮。

【功　效】　疏风解表,清热解毒。适用于风热感冒。

5. 大青叶薄荷茶

【原　料】　大青叶 10 克,薄荷 5 克,绿茶 2 克。

【制　作】　将大青叶、薄荷洗净后与绿茶同入锅内,加适量水,大火煮沸,改用小火煎煮 15 分钟,取汁即成。

【用　法】　代茶频饮。

【功　效】　疏风解表,清热解毒。适用于风热感冒。

97

6. 菊花芦根茶

【原　料】　甘菊花 5 克,鲜芦根 20 克。

【制　作】　将鲜芦根洗净,切成小段,与拣去杂质的甘菊花同放入砂锅,加足量水,中火煎煮 20 分钟,取汁即成。

【用　法】　代茶频饮。

【功　效】　疏风解表,清热解毒。适用于风热感冒。

7. 薄荷绿茶

【原　料】　鲜薄荷叶 4 克,绿茶 3 克,白糖适量。

【制　作】　将薄荷叶去杂物,去除老黄叶,清水洗净,控干,与茶叶一同倒入干净茶壶内,加入刚煮沸的水,加盖闷 10 分钟后,加适量白糖即成。

【用　法】　代茶频饮。

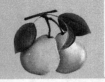

【功　效】　疏风解表,清热解毒。适用于风热感冒。

8. 薄荷藿香饮

【原　料】　薄荷 20 克,藿香、甘草各 3 克,白糖适量。

【制　作】　将薄荷、藿香、甘草去杂质,洗净,沥干水。锅中放入适量清水,用大火煮沸后,将薄荷、藿香、甘草放锅中,煮 15 分钟,滤出汁液,加入白糖即成。

【用　法】　早晚分饮。

【功　效】　疏风解表,清热解毒。适用于风热感冒。

9. 板蓝根菊花汁

【原　料】　板蓝根 30 克,野菊花 10 克。

【制　作】　将板蓝根拣去杂质,洗净,晒干或烘干,切成片,与洗净的野菊花一同放入砂锅,加适量水,中火浓煎 2 次,每次 30 分钟,合并 2 次滤汁即成。

【用　法】　早晚分饮。

【功　效】　疏风解表,清热解毒。适用于风热感冒。

10. 银花芦根荸荠汁

【原　料】　鲜金银花 20 克,鲜芦根 60 克,荸荠 20 个,冰糖屑适量。

【制　作】　将鲜金银花、鲜芦根、荸荠分别洗净,鲜芦根、鲜金银花用温开水浸泡片刻,取出后切碎,捣烂,同绞取汁液;荸荠连皮切碎,捣烂,同绞取汁,与鲜芦根汁、鲜金银花汁混合均匀,加冰糖屑少许,溶化即成。

【用　法】　早晚分饮。

【功　效】　疏风解表,清热解毒。适用于风热感冒。

11. 芜荽茅根汁

【原　料】　根鲜芜荽 60 克,鲜白茅根 60 克。

【制　作】　将鲜芜荽、鲜白茅根分别洗净,放入洁净盆中,用温开水浸泡片刻,取出,切碎,捣烂,绞取其汁,并将芜荽汁、白茅根汁混匀即成。

【用　法】　早晚分饮。

【功　效】　疏风解表,清热解毒。适用于风热感冒。

12. 银花蒲公英汁

【原　料】　鲜金银花 20 克,鲜蒲公英 60 克。

【制　作】　将鲜金银花、鲜蒲公英分别洗净,用温开水浸泡片刻,捞出后捣烂取汁即成。

【用　法】　早晚分饮。

【功　效】　疏风解表,清热解毒。适用于风热感冒,对兼有头晕头痛者尤为适宜。

99

13. 桑菊薄荷甜饮

【原　料】　桑叶 6 克,菊花 5 克,薄荷 3 克,白糖适量。

【制　作】　将桑叶、菊花、薄荷同入锅中,加适量水,大火煮沸,改用小火煎煮 10 分钟,去渣取汁,加入白糖,待糖溶化即成。

【用　法】　上下午分饮。

【功　效】　疏风清热,平肝消食。适用于风热感冒。

14. 银花山楂饮

【原　料】　金银花 10 克,山楂 15 克,蜂蜜 15 克。

【制　作】　将金银花、山楂洗净,入锅,加适量水,煎煮 20 分钟,去渣取汁,待药汁转温后调入蜂蜜即成。

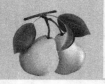

【用　法】　上下午分饮。

【功　效】　疏风清热,平肝消食。适用于风热感冒,对兼有饮食积滞者尤为适宜。

15. 薄荷杏仁粉

【原　料】　薄荷 20 克,杏仁 30 克。

【制　作】　将薄荷、杏仁烘干后研为细粉,瓶装即成。

【用　法】　每次 2 克,每日 3 次,开水冲服。

【功　效】　疏风解表,生津止咳。适用于风热感冒,对发热、咳嗽、痰多者尤为适宜。

16. 薄荷叶粥

【原　料】　薄荷叶 15 克,粳米 100 克。

【制　作】　将薄荷叶洗净,切碎,入锅加水适量,大火煮沸,改用小火煎煮 10 分钟,去渣取汁备用。粳米淘洗干净,入锅加水适量,煮成稠粥,粥成后调入薄荷汁即成。

【用　法】　早晚分食。

【功　效】　发散风热。适用于风热感冒。

17. 菊花冰糖米粥

【原　料】　菊花 10 克,粳米 20 克,冰糖屑适量。

【制　作】　将菊花拣去杂质后碾成细粉。粳米淘洗干净后入锅,加适量水,煮成稠粥,粥将成时调入菊花粉及冰糖屑,再煮 2 沸即成。

【用　法】　早晚分食。

【功　效】　疏风清热,平肝明目。适用于风热感冒,对兼有头昏、目赤者尤为适宜。

18. 金银花米粥

【原　料】　金银花 6 克,粳米 20 克,冰糖屑适量。

【制　作】　将金银花洗净,入锅,加适量水,煎煮 20 分钟,去渣取汁,与淘洗干净的粳米同入锅中,再加适量水,煮成稠粥,粥成时加入冰糖屑,待冰糖溶化即成。

【用　法】　早晚分食。

【功　效】　疏风清热,清肝解毒。适用于风热感冒,对兼有咽痛、目赤明显者尤为适宜。

19. 豆豉米饭

【原　料】　豆豉 60 克,粳米 100 克,植物油适量。

【制　作】　将粳米淘洗干净,浸泡 30 分钟。炒锅上火,放植物油烧热,加入豆豉、粳米和适量清水,煮成豆豉米饭即成。

【用　法】　主食,随量食用。

【功　效】　解表清热。适用于风热感冒。

101

20. 薄荷山楂糕

【原　料】　鲜薄荷叶 60 片,山楂糕 125 克,白糖、发面糊、植物油各适量。

【制　作】　将薄荷叶去除杂质和老黄叶,洗净,沥干水;把山楂糕改成薄荷叶大小 30 片。炒锅上火,放油烧热,用 2 片薄荷叶夹住 1 片山楂糕,蘸上发面糊,下油锅炸至呈金黄色捞出,装进盘里,撒上白糖即成。

【用　法】　点心,随量食用。

【功　效】　疏风散热,消食开胃。适用于风热感冒,对兼有食欲缺乏者尤为适宜。

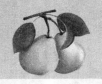

21. 薄荷糖

【原　料】　薄荷粉 30 克,白砂糖 250 克。

【制　作】　将白砂糖放在锅中,加少许水,用小火煎熬至糊稠时,加入薄荷粉(薄荷叶研为细粉)调匀,继续用火煎熬至用铲挑起成丝而不粘手时停火。将糖浆倒在表面涂过食用油的大搪瓷盘内,待稍凉,摊平,用小刀划割成小块即成。

【用　法】　每次 1～2 块,每日 3 次。

【功　效】　疏解风热,清咽利喉。适用于风热感冒,对伴发咽喉肿痛者尤为适宜。

22. 薄荷奶冻

【原　料】　薄荷糖 40 克,白糖 80 克,鸡蛋清 50 克,脱脂奶粉 15 克,精盐 2 克。

【制　作】　将白糖放入锅内,加入清水后用小火煮开,熬成糖浆,煮至能拉成丝;将薄荷糖捣碎,研成粉末。用清水把奶粉调匀,上火煮沸,待奶汁冷却后,加入鸡蛋清,直接抽打成糊,再缓缓加入糖浆,边倒边搅,再加入薄荷糖粉末,轻轻地搅拌,将混合物倒入盘中,放入冰箱冷冻即成。

【用　法】　冷食,随量食用。

【功　效】　辛凉解表,醒脑提神。适用于风热感冒,对伴有头昏脑胀者尤为适宜。

23. 凉拌薄荷

【原　料】　鲜薄荷 300 克,精盐、食醋、香油、姜末、白糖、味精各适量。

【制　作】　将薄荷洗净,放入沸水锅中焯一下,捞出用凉开水浸透,挤掉一些水,切成段,放入盘内,将姜末、精盐、食醋、味精、白糖放入碗中调匀,浇在薄荷段上,淋上香油即成。

【用　法】　佐餐,随量食用。

【功　效】　辛凉解表,醒脑提神。适用于风热感冒,对伴有头昏脑胀者尤为适宜。

24. 琉璃薄荷

【原　料】　鲜薄荷叶40片,白糖、青红丝、发粉糊、植物油各适量。

【制　作】　将薄荷叶洗净沥水,逐一蘸满发粉糊(按100份面粉,100～150份水,5份发酵粉的比例调配),入油锅炸至皮硬,捞出沥油。炒锅上中火,加白糖和少许清水,熬至呈金黄色能拔丝时,倒入薄荷叶,撒上青红丝,颠翻均匀,出锅拨散,晾凉即成。

【用　法】　随量食用。

【功　效】　辛凉解表,醒脑提神。适用于风热感冒,对伴有头昏脑胀者尤为适宜。

25. 薄荷蒜

【原　料】　鲜蒜5 000克,薄荷50克,白糖、醋、精盐各适量。

【制　作】　将鲜蒜去根,秆长2厘米,剥去老皮,放入清水中,浸泡5天,每天换水2次,去掉辣味。蒜捞出控干,并晾2天,放入坛内,加精盐腌制2天,每天倒动1次,两天后捞出蒜头,在阳光下晒10～12小时,翻拌2～3次,见蒜皮出现皱纹时,放阴凉处冷却,冷却后将蒜头入坛,一层蒜一层糖,2天后倒动一次,待甜味渗入蒜头,再加入醋,次日再倒动一次,以后每隔3天倒动一次,约40天抖入薄荷,密封坛口,放置3天后即成。

【用　法】　佐餐,随量食用。

【功　效】　疏散风热,抗病毒。适用于风热感冒。

103

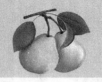

26. 蒜泥拌黄瓜

【原　料】　黄瓜 250 克，大蒜泥、酱油、白糖、香醋、香油各适量。

【制　作】　将黄瓜用凉开水洗净，切成倒斜刀片，装入盘内。大蒜泥、酱油、白糖、香醋、香油对成汁，浇到黄瓜上即成。

【用　法】　佐餐，随量食用。

【功　效】　清热抗病毒。适用于风热感冒。

27. 薄荷芽拌番茄

【原　料】　鲜薄荷芽 30 克，番茄 300 克，白糖适量。

【制　作】　将番茄洗净、去蒂，切成小块，码放于盘中。薄荷芽洗净，放在番茄上，撒白糖拌匀即成。

【用　法】　佐餐，随量食用。

【功　效】　清热抗病毒。适用于风热感冒。

五、暑湿感冒的食疗验方

1. 豆豉冬瓜粥

【原　料】　淡豆豉 50 克,连皮冬瓜 500 克,粳米 50 克。

【制　作】　将冬瓜洗净,切成片,与淘洗干净的粳米和豆豉一同入锅内,加水适量,熬煮成粥。

【用　法】　早晚分食。

【功　效】　清热解暑,通淋利尿。适用于暑湿感冒,对伴有尿频、水肿者尤为适宜。

2. 荷叶粥

【原　料】　粳米 100 克,白糖 20 克,鲜荷叶半张。

【制　作】　将粳米淘洗干净后捞出;荷叶用水洗净。锅内加水适量,放大火上煮沸下入粳米,待再沸后放入白糖,用荷叶盖好锅口,上面再压上锅盖,用慢火熬煮成粥,揭开盖,取下荷叶,将粥晾凉即成。

【用　法】　早晚分食。

【功　效】　清热解暑。适用于暑湿感冒。

3. 丝瓜粥

【原　料】　嫩丝瓜 500 克,粳米 50 克,虾米 30 克,葱花、姜末、精盐各适量。

【制　作】　将丝瓜刮去皮,洗净,切成小块。粳米淘洗干净,放入锅内,加入清水适量,用大火煮开,改用小火煮至半熟,加入丝

105

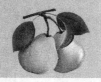

瓜块、虾米、姜末、葱花、精盐,煮至粥熟即成。

【用　法】　早晚分食。

【功　效】　清热解暑。适用于暑湿感冒。

4. 荷叶绿豆粥

【原　料】　鲜荷叶 1/3 张,绿豆 30 克,粳米 100 克。

【制　作】　将绿豆与粳米淘洗干净,入锅加水适量,煮成稠粥,粥将成时加入鲜荷叶丝,再煮 5 分钟即成。

【用　法】　早晚分食。

【功　效】　清热解暑,利湿去火。适用于暑湿感冒。

5. 燕麦赤豆粥

【原　料】　燕麦片 100 克,赤豆 50 克。

【制　作】　将赤豆去杂,洗净,放入锅内,加水适量,煮至赤豆熟烂开花,下入燕麦片,搅匀即成。

【用　法】　早晚分食。

【功　效】　清热解暑,利湿去火。适用于暑湿感冒。

6. 金银花薏米粥

【原　料】　金银花 20 克,薏苡仁 20 克,芦根 30 克,冬瓜子仁 20 克,桃仁 10 克,粳米 100 克。

【制　作】　将前 5 味用冷水浸泡半小时,加水煎煮 15 分钟,去渣取汁,再与粳米一起煮成稠粥即成。

【用　法】　早晚分食。

【功　效】　清热解暑,利湿去火。适用于暑湿感冒。

7. 玉米须粥

【原　料】　新鲜玉米须 200 克(干品 100 克),粟米 50 克,精盐适量。

　　【制　　作】　将玉米须洗净,加水适量,煎汁去渣,加入粟米煮粥,粥将熟时,调入精盐,再煮 2 分钟即成。

　　【用　　法】　早晚分食。

　　【功　　效】　清热解暑,利尿通淋。适用于暑湿感冒,对兼有水肿、尿路感染者尤为适宜。

8. 冬瓜玉米面粥

　　【原　　料】　玉米面 50 克,连皮冬瓜 100 克。

　　【制　　作】　将新鲜连皮冬瓜洗净,切块,放入锅内,加入适量清水,撒入玉米面,以小火煮粥,煮至瓜烂粥熟即成。

　　【用　　法】　早晚分食。

　　【功　　效】　清热解暑,利尿通淋。适用于暑湿感冒,对兼有水肿、尿路感染者尤为适宜。

9. 绿豆粥

　　【原　　料】　粳米 150 克,糯米 50 克,绿豆 60 克。

　　【制　　作】　将绿豆洗净入锅,加适量冷水煮至五成熟时,放入淘洗干净的粳米和糯米,煮沸后,转小火熬至粥黏稠即成。

　　【用　　法】　早晚分食。

　　【功　　效】　清热解暑,利尿通淋。适用于暑湿感冒,对兼有水肿、尿路感染者尤为适宜。

10. 葛根绿豆粥

　　【原　　料】　葛根粉 50 克,绿豆 50 克,粳米 50 克。

　　【制　　作】　将淘洗干净的粳米、绿豆一同入锅内,加水 1 000毫升,用大火煮沸后转用小火熬煮,待粥半熟时,将葛根粉用凉水调成糊,加入粥中,再煮至粥熟即成。

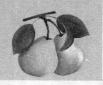

【用　法】　早晚分食。

【功　效】　清热解暑,利尿通淋。适用于暑湿感冒,对兼有水肿、尿路感染者尤适宜。

11. 绿豆西瓜粥

【原　料】　粳米 200 克,绿豆 50 克,西瓜瓤 120 克,白糖适量。

【制　作】　将绿豆洗净,用清水浸泡 4 小时;西瓜瓤切成小丁。粳米淘洗干净,与泡好的绿豆一同放入锅内,加入适量清水,大火煮沸后转用小火熬至黏稠,拌入西瓜瓤,加入白糖即成。

【用　法】　早晚分食。

【功　效】　清热解暑,利尿通淋。适用于暑湿感冒,对兼有水肿、尿路感染者尤为适宜。

12. 苦瓜粥

【原　料】　苦瓜 100 克,粳米 100 克,冰糖、精盐各适量。

【制　作】　将苦瓜去瓤,切成小丁,与淘洗干净的粳米一同入锅内,加水适量,用大火煮沸后,放入苦瓜丁、冰糖、精盐,转用小火熬煮成稀粥即成。

【用　法】　早晚分食。

【功　效】　清热解暑,利尿通淋。适用于暑湿感冒,对兼有头晕、水肿、尿路感染者尤为适宜。

13. 薄荷扁豆粥

【原　料】　鲜薄荷 10 克,白扁豆 20 克,粳米 30 克。

【制　作】　将白扁豆、粳米淘洗干净,同入锅内,加适量水,煎煮至扁豆、粳米熟烂,加入洗净的鲜薄荷,再煮 5 分钟,拣去薄荷即成。

【用　法】　早晚分食。

【功　效】　清热解暑,解毒润燥。适用于暑湿感冒。

14. 藿香粥

【原　料】　鲜藿香叶 25 克,粳米 100 克,白糖适量。

【制　作】　将藿香叶去黄老叶片,清水洗净,煎汁去渣。锅内加入适量清水,放入已洗净的粳米煮成粥,加入藿香汁,再煮沸,放入白糖搅匀即成。

【用　法】　早晚分食。

【功　效】　清热解暑,利尿通淋。适用于暑湿感冒,对兼有头晕、胸闷者尤为适宜。

15. 海带绿豆粥

【原　料】　绿豆 50 克,海带 60 克,粳米 100 克,陈皮 3 克,白糖适量。

【制　作】　将海带浸透,洗净,切丝;绿豆、粳米、陈皮分别浸软洗净。把全部用料放入开水锅内,大火煮沸后,转小火熬成粥,加白糖,再煮沸即成。

【用　法】　早晚分食。

【功　效】　清热解暑,利尿通淋。适用于暑湿感冒,对兼有骨质疏松症者尤为适宜。

16. 鸡内金荷叶粥

【原　料】　粳米 50 克,赤小豆 50 克,鸡内金 10 克,荷叶 1 张。

【制　作】　鸡内金研末,荷叶洗净切碎末。把洗净的粳米、赤豆入锅内,加适量水,煮至粥熟时,加鸡内金末和荷叶末搅匀,再煮至沸即成。

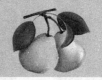

【用　法】　早晚分食。

【功　效】　清热解暑,健脾开胃。适用于暑湿感冒,对兼有食欲不佳者尤为适宜。

17. 豌豆绿豆粥

【原　料】　豌豆50克,绿豆50克,糯米100克,白糖适量。

【制　作】　将豌豆、绿豆放入碗内,用清水浸泡4小时;糯米淘洗干净。将豌豆、绿豆、糯米放入锅内,加入清水2 000毫升,用大火煮沸后,转小火熬至黏稠,加入白糖即成。

【用　法】　早晚分食。

【功　效】　清热解暑,健脾开胃。适用于暑湿感冒。

18. 冬瓜粥

【原　料】　新鲜连皮冬瓜250克,粳米100克。

【制　作】　将冬瓜洗净,切成小块,与淘洗干净的粳米一同入锅内,加水适量,用大火煮沸后,转用小火熬煮成稀粥即成。

【用　法】　早晚分食。

【功　效】　清热解暑,健脾开胃。适用于暑湿感冒,对兼有水肿者尤为适宜。

19. 西瓜皮粥

【原　料】　鲜西瓜皮200克,粳米100克,白糖适量。

【制　作】　将西瓜皮洗净,削去外表硬皮,切成丁;粳米淘洗干净。砂锅上火,倒入清水,加入粳米、西瓜皮丁,用大火煮沸,再改用小火煮至粥熟,调入白糖即成

【用　法】　早晚分食。

【功　效】　清热解暑,健脾开胃。适用于暑湿感冒。

20. 西瓜鲜汁

【原　料】　西瓜 1 个,白糖适量。

【制　作】　将西瓜洗净,擦干,去皮,切碎捣烂,用洁净的纱布取汁液,加上白糖搅拌均匀即成。

【用　法】　饮料,随量饮用。

【功　效】　清热解暑,健脾开胃。适用于暑湿感冒。

21. 西瓜番茄汁

【原　料】　西瓜 1 000 克,番茄 500 克。

【制　作】　将西瓜剖开,取瓤去子,以洁净纱布绞取汁液。番茄用沸水冲烫,剥皮去子,再用洁净纱布绞取汁液,然后与西瓜汁合并即成。

【用　法】　饮料,随量饮用。

【功　效】　清热解暑,健脾开胃。适用于暑湿感冒。

111

22. 豆皮饭

【原　料】　绿豆 200 克,粳米 300 克,糯米 500 克,鸡蛋 5 个,精盐、葱花、猪油各适量。

【制　作】　将绿豆、粳米、糯米分别浸泡 8 小时左右(夏天 6 小时),然后将绿豆和粳米配合一起磨成浆,把铁锅烧热,将浆摊成 10 张皮;把糯米放入蒸笼中蒸熟(中间洒一次凉水),取出晾凉后分成 5 份;鸡蛋打在碗内,搅打均匀。铁锅放火上,将一张皮子铺在锅里,将 1/10 鸡蛋液倒在皮子上,摊抹均匀,放上糯米蒸饭 1 份,撒入精盐、葱花,淋上猪油拌匀,上面再覆盖一张皮子,等底下皮子烙熟时,翻过来再烙另一面,直到表面呈黄色时,取出装盘,依次将另外的 4 份做好即成。

【用　法】　佐餐,随量食用。

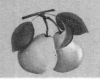

【功　效】　清热解暑,益气健脾。适用于暑湿感冒。

23. 绿豆米饭

【原　料】　粳米 150 克,绿豆 50 克。

【制　作】　将粳米洗净,置饭盒中,加入煮至八成熟的绿豆搅匀,再加入清水(水需高出米面约 1 厘米),盖上盖,入蒸锅蒸约 40 分钟即成。

【用　法】　主食,随量食用。

【功　效】　清热解暑,益气健脾。适用于暑湿感冒。

24. 苦瓜泥

【原　料】　苦瓜 250 克,白糖适量。

【制　作】　将苦瓜洗净,捣烂如泥,加入白糖后拌匀,两小时后将汁滗出即成。

【用　法】　佐餐,随量食用。

【功　效】　清热解暑,益气健脾。适用于暑湿感冒。

25. 苦瓜绿茶

【原　料】　苦瓜 200 克,绿茶 3 克。

【制　作】　将苦瓜上端切开,挖去瓜瓤,装入绿茶,挂在通风处阴干,用时取下洗净,连同茶叶切碎,搅匀装瓶保存。每次 10 克,入杯中用沸水冲泡,加盖闷 10 分钟即成。

【用　法】　代茶频饮,可连续冲泡 3～5 次。

【功　效】　清热解暑,除烦明目。适用于暑湿感冒,对伴有心烦、目红者尤为适宜。

26. 清暑茶

【原　料】　鲜藿香、鲜紫苏叶、鲜薄荷各 5 克。

【制　作】　将以上3种鲜品洗净后切碎,同入大号杯中,用沸水冲泡,加盖闷10分钟即成。

【用　法】　代茶频饮,可连续冲泡3～5次,当日饮完。

【功　效】　清热解暑,芳香开胃。适用于暑湿感冒,对伴有头晕、食欲缺乏者尤为适宜。

27. 藿香薄荷茶

【原　料】　藿香10克,薄荷6克,六一散(市售)10克。

【制　作】　将六一散装入布袋,扎紧袋口,与藿香、薄荷同入锅中,加适量水,大火煮沸,改用小火煎煮15分钟,取汁即成。

【用　法】　代茶频饮。

【功　效】　清暑化湿,解表退热。适用于暑湿感冒。

28. 绿豆茶

【原　料】　绿豆50克,绿茶3克,冰糖屑适量。

【制　作】　将绿茶装入纱布袋中,与淘洗干净的绿豆同入锅中,大火煮沸后,改用小火煮至绿豆熟烂,拣去茶叶袋,调入冰糖屑,待冰糖熔化即成。

【用　法】　上下午分饮。

【功　效】　清热解暑,解毒润燥。适用于暑湿感冒。

29. 香薷银花饮

【原　料】　香薷3克,藿香6克,金银花10克,豆豉5克,蜂蜜10克。

【制　作】　将香薷、藿香、金银花、豆豉同入锅中,加适量水,大火煮沸,改用小火煎煮15分钟,去渣取汁,待药汁转温后调入蜂蜜即成。

【用　法】　上下午分饮。

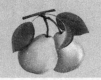

【功　效】　清热解暑,解表退热。适用于暑湿感冒。

30. 藿香佩兰茶

【原　料】　藿香 16 克,佩兰 5 克,茶叶 3 克。

【制　作】　将藿香、佩兰放入清水中洗净,与茶叶一同放入茶壶内,倒入沸水冲泡,加盖闷 15 分钟即成。

【用　法】　代茶频饮,可连续冲泡 3～5 次。

【功　效】　清暑化湿,解表退热。适用于暑湿感冒。

31. 藿香姜枣饮

【原　料】　藿香嫩叶 40 克,姜片 5 克,红枣 15 颗,白糖适量。

【制　作】　将藿香叶拣去杂质,洗净;红枣去核,生姜去外皮,分别洗净,生姜切成薄片。锅内放入适量清水,投入姜片、红枣煮 20 分钟,放入藿香叶继续煮 10 分钟,加入白糖搅匀即成。

【用　法】　上下午分饮。

【功　效】　清热解暑,解表健胃。适用于暑湿感冒。

32. 荷叶三豆饮

【原　料】　荷叶 15 克,白扁豆、黄豆各 30 克,绿豆 100 克。

【制　作】　将荷叶、白扁豆、黄豆、绿豆洗净,加水煎煮至熟烂后,取浓汁饮用。

【用　法】　早晚分饮。

【功　效】　清热解暑,解表健胃。适用于暑湿感冒。

33. 柿子冰淇淋

【原　料】　柿子 3 个,香草冰淇淋 100 克。

【制　作】　将柿子洗净,去蒂,然后挖出柿瓤,填入冰淇淋即成。

【用　法】　点心,随量食用。

【功　效】　清热解暑。适用于暑湿感冒。

34. 菠萝冻

【原　料】　菠萝片 150 克,菠萝汁 100 毫升,琼脂、白糖各适量。

【制　作】　将琼脂用水泡软,煮化。取锅加水,置火煮沸,加入菠萝片、菠萝汁和琼脂,再放入白糖,用小火熬至琼脂化开,晾凉,装容器内,放入冰箱内冷冻即成。

【用　法】　冷饮,随量食用。

【功　效】　清热解暑,解表健胃。适用于暑湿感冒。

35. 西瓜冻

【原　料】　西瓜瓤 500 克,琼脂 50 克,白糖 30 克,桂花、精盐各适量。

【制　作】　将西瓜瓤用消过毒的纱布包上,用手挤出汁;琼脂洗净,用水泡软,加水煮沸,转小火煮至溶化,滤去渣;西瓜汁加入琼脂、桂花和白糖,用筷搅匀。炒锅上火,倒入上述西瓜汁煮沸,盛入碗中,凉后放入冰箱冻几分钟即成西瓜冻;将剩余的白糖放入碗中,加入清水化开,再加精盐调匀,浇到西瓜冻上即成。

【用　法】　冷饮,随量食用。

【功　效】　清热解暑。适用于暑湿感冒。

36. 凉拌苦瓜

【原　料】　苦瓜 250 克,精盐、洋葱、酱油、醋、香油各适量。

【制　作】　将苦瓜剖开,去瓤、子,再切成薄片(愈薄愈好)。洋葱切成碎末;苦瓜片放入盘内,排放整齐。酱油、醋、精盐、香油等调料和洋葱碎末拌匀,一起淋于苦瓜上,然后放入冰箱,随吃

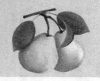

随取。

　　【用　　法】　佐餐,随量食用。

　　【功　　效】　清热解暑,解表健胃。适用于暑湿感冒。

37. 拌丝瓜

　　【原　　料】　丝瓜500克,白糖、精盐、香油、味精、醋、葱花、姜丝各适量。

　　【制　　作】　将丝瓜洗净,刮去外皮,用清水冲洗一下,加入精盐、葱花、姜丝,待入味后,捞出晾干或晒干的丝瓜切成片,加白糖,放入蒸笼中蒸至糖化,装盘,加醋、味精、香油等,拌匀即成。

　　【用　　法】　凉菜,佐餐食用。

　　【功　　效】　清热解暑,解表健胃。适用于暑湿感冒。

38. 炒丝瓜

　　【原　　料】　嫩丝瓜250克,植物油、姜丝、蒜片、虾皮、葱花、酱油、香油、精盐各适量。

　　【制　　作】　将丝瓜刮去皮,洗净,切片,放入盘中。炒锅上火,放入植物油烧热,放入姜丝、葱花、蒜片、虾皮,翻炒出香味后下丝瓜片,加精盐、酱油,5分钟后加适量热水,稍炒后淋上香油即成。

　　【用　　法】　佐餐,随量食用。

　　【功　　效】　清热解暑,解表健胃。适用于暑湿感冒。

39. 甜椒炒丝瓜

　　【原　　料】　鲜丝瓜300克,甜椒100克,素鲜汤、姜丝、蒜、味精、葱花、精盐、湿淀粉、胡椒粉、植物油、白糖各适量。

　　【制　　作】　将丝瓜去皮,洗净,切成节,再切成条;洗净甜椒,去子,切成丝。锅上火,加植物油,放入甜椒,炒至五成熟,起锅待用;将锅重上中火,加入油,烧至六成热,放丝瓜条,翻炒几下,加甜椒丝、姜丝、葱花、蒜丝、素鲜汤,推炒几下,放入精盐、胡椒粉、白糖、味精,炒匀入味,用湿淀粉勾薄芡,淋上明油,起锅装盘即成。

【用　法】　佐餐,随量食用。

【功　效】　清热解暑,解表健胃。适用于暑湿感冒。

40. 三鲜丝瓜

【原　料】　鲜丝瓜 250 克,番茄 100 克,嫩豇豆 100 克,青叶菜 25 克,葱花、蒜、生姜、味精、精盐、白糖、鲜汤、胡椒粉、湿淀粉、香油、精制植物油适量。

【制　作】　将丝瓜去皮洗净,切成条;番茄洗净切成薄片;豇豆洗净,切成段;青叶菜洗净。炒锅上火,放油烧至七成熟,放入丝瓜条、豇豆段,翻炒几下,加鲜汤,加入生姜丝、蒜丝、葱段,小火焖 5 分钟后,加入青叶菜、番茄片、精盐、味精、胡椒粉、白糖煮沸,推匀,用湿淀粉勾芡,淋上香油即成。

【用　法】　佐餐,随量食用。

【功　效】　清热解暑,解表健胃。适用于暑湿感冒。

41. 豆豉炒苦瓜

【原　料】　豆豉 50 克,苦瓜 250 克,植物油、葱花、豆瓣酱、黄酒、白糖、酱油、鸡汤、味精、湿淀粉、香油各适量。

【制　作】　将苦瓜去瓤,切成片,放入沸水锅中焯一下,捞出用清水漂凉。炒锅上火,放植物油烧热,投入苦瓜片炒至青绿色,倒入漏勺沥油;锅内留底油适量,加豆豉、葱花炒香,再加豆瓣酱炒出红油,随即加入黄酒、白糖、酱油、鸡汤,煮沸后放入苦瓜片,用小火将苦瓜片烧至入味,然后转用大火,放入味精,将卤汁收浓,用湿淀粉勾芡,淋上香油即成。

【用　法】　佐餐,随量食用。

【功　效】　清热解暑,促进食欲。适用于暑湿感冒,对兼有食

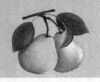

欲缺乏者尤为适宜。

42. 炝辣油苦瓜

【原　料】　干辣椒 5 克,苦瓜 500 克,植物油、精盐、味精各适量。

【制　作】　将苦瓜洗净,剖成两瓣去子,顶刀切成 1 厘米厚的片,放入沸水中快速焯熟,然后迅速投凉,保持苦瓜的色泽。干辣椒剪成斜段,去子,用七成热的油冲成辣椒油,把苦瓜片放入,加精盐、味精拌匀即成。

【用　法】　佐餐,随量食用。

【功　效】　清热解暑,解表健胃。适用于暑湿感冒。

43. 青柿椒炒黄瓜

【原　料】　青柿椒 150 克,黄瓜 150 克,植物油、葱花、甜面酱、酱油各适量。

【制　作】　将青椒洗净,去蒂、子,切成片,用开水烫一下,控水;黄瓜洗净,切成斜刀片。炒锅上火,放植物油烧热,下入青柿椒片、甜面酱、葱花,煸炒 1 分钟,黄瓜片下锅煸炒,烹入酱油,翻匀出锅即成。

【用　法】　佐餐,随量食用。

【功　效】　清热解暑,解表健胃。适用于暑湿感冒。

44. 芥末粉皮

【原　料】　绿豆粉 100 克,黄瓜丝 100 克,熟鸡脯肉丝 50 克,芥末、精盐、味精、米醋、香油各适量。

【制　作】　将芥末用开水闷发 30 分钟,加入适量凉开水调匀,再加适量精盐、味精、米醋、香油调好;绿豆粉用凉水和成面团,再用清水解散,搅匀成淀粉稀浆。锅上火,加清水煮沸,然后用小火保持微开,取旋子一个,舀一勺淀粉稀浆注入旋子内,放在微开的水面上,用手转动旋子,使湿淀粉均匀地展开凝结在旋子上,形成一张粉皮,捞出控去水分,改切成条;将切好的粉皮条放在盘内,黄瓜丝围在四周,熟鸡脯肉丝放在粉皮条上面,浇上对好的芥末汁,食用时拌匀即成。

【用　　法】　佐餐,随量食用。

【功　　效】　清热解暑,解表健胃。适用于暑湿感冒。

45. 酸辣白菜

【原　　料】　大白菜 500 克,干辣椒、醋、精盐、香油、花椒各适量。

【制　　作】　将大白菜切去菜头,掰去老梗,洗净后切成条,再斜切成像眼块;干辣椒切成丝;切好的白菜均匀地撒上精盐,上面压些重物,腌约 2 个小时后,见白菜蔫软,挤去水分,放在容器内。炒锅上火,放入香油烧热,投入花椒炸焦(但不要炸煳),捞去花椒不要,放入干辣椒丝,炸至呈紫色,趁热将油淋在白菜块上,再淋上醋,放入精盐,拌匀即成。

【用　　法】　佐餐,随量食用。

【功　　效】　清热解暑,解表健胃。适用于暑湿感冒。

46. 素荷叶肉

【原　　料】　水面筋 500 克,鲜荷叶 3 张,粳米 50 克,大茴香 1 粒,冬笋 10 克,水发香菇、生姜丝、甜面酱、酱油、黄酒、糖色、花椒油、植物油、素汤各适量。

【制　　作】　将水面筋摊在抹过油的搪瓷盘上,静置 20 分钟后,入蒸笼蒸至半熟取出,趁热抹上糖色晾凉;鲜荷叶洗净后切成片,共 12 片,放入沸水中轻烫一下捞出,用凉水浸凉,沥尽水;冬笋、香菇均切成细丝;粳米淘洗干净后,沥干水,放在干锅中,加上

119

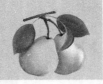

大茴香,用小火炒至呈微黄色,取出晾凉,压成碎粒,去掉大茴香,加上素汤拌匀浸润。炒锅上火,放油烧至八成热,放入面筋炸至呈枣红色,捞出沥油,再切成大片,共 24 片,加入姜丝、香菇丝、冬笋丝、甜面酱、酱油、黄酒、花椒油,拌匀腌 10 分钟,再加入浸润的米粉拌匀;将荷叶铺平放在案板上,放入两块面筋包成长方形,整齐地排在盘内,入蒸笼蒸 30 分钟,取出,装在另一盘内即成。

【用　　法】　佐餐,随量食用。

【功　　效】　清热解暑,解表健胃。适用于暑湿感冒。

47. 凉拌藿香

【原　　料】　藿香鲜嫩叶 250 克,精盐、味精、酱油、香油各适量。

【制　　作】　将藿香鲜嫩叶拣去杂质,洗净,沥干水,放入沸水锅中焯一下,捞出,挤干水。藿香叶切成段,放入盘中,加入精盐、味精、酱油、香油拌匀即成。

【用　　法】　佐餐,随量食用。

【功　　效】　清热解暑,解表健胃。适用于暑湿感冒。

48. 葱油苦瓜

【原　　料】　嫩苦瓜 500 克,花椒 10 粒,大葱 100 克,精盐、味精、香油各适量。

【制　　作】　将苦瓜洗净,切去两端,用刀切成两半,除去瓜瓤,切成 6 刀一断连刀片,然后放入沸水中烫至断生,捞出控净水,放入盘内,趁热撒入精盐拌匀,略腌后控水;大葱切成葱花,撒在苦瓜片上。炒锅上中火,加入香油烧热,下入花椒,炸出香味后捞出不用,待油温升至七成热,迅速将油淋在葱花上面,加盖略闷,然后加入精盐、味精,拌匀即成。

【用　　法】　佐餐,随量食用。

【功　效】　清热解暑,解表健胃。适用于暑湿感冒。

49. 凉拌西瓜皮

【原　料】　西瓜皮500克,精盐、味精、酱油、白糖、蒜泥、香油各适量。

【制　作】　将西瓜皮洗净,削去表皮和残剩的内瓤,洗净后切成薄片,加入精盐腌渍,挤去多余的水分,加入蒜泥、酱油、白糖、味精、香油,拌匀即成。

【用　法】　佐餐,随量食用。

【功　效】　清热解暑,解表健胃。适用于暑湿感冒。

50. 木耳拌西瓜皮

【原　料】　西瓜皮500克,黑木耳30克,精盐、味精、白糖、香油各适量。

121

【制　作】　将西瓜皮外表的硬皮削去,洗净,沥干后改刀切成片,放入碗中,加入精盐拌匀,腌渍10分钟左右,沥去水分;木耳用温水泡发后,再用开水略烫,沥干水分。西瓜皮片、木耳放入盘内拌匀,加入精盐、味精、白糖、香油,拌匀即成。

【用　法】　佐餐,随量食用。

【功　效】　清热解暑,解表健胃。适用于暑湿感冒。

51. 藿香拌蜇丝

【原　料】　藿香嫩叶300克,海蜇皮150克,精盐、味精、酱油、辣椒油、香油各适量。

【制　作】　将藿香叶洗净,放入沸水锅中焯一下,捞出挤干,放入盘内。海蜇皮切成细丝,放入沸水锅中氽一下,迅速捞入凉开水中,凉透后捞出沥水,放在藿香叶上,将精盐、味精、酱油、辣椒油、香油与藿香叶、海蜇皮丝拌匀即成。

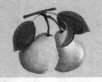

【用　　法】　佐餐,随量食用。

【功　　效】　清热解暑,解表健胃。适用于暑湿感冒。

52. 五味苦瓜

【原　　料】　新鲜苦瓜 250 克,香油、番茄酱、酱油、醋、蒜蓉、香菜末各适量。

【制　　作】　将苦瓜洗净,去瓜瓤,只留外面一层,用刀削成透明的薄片,放入碗中,加入香油、番茄酱、酱油、醋、蒜蓉拌匀,再撒上香菜末即成。

【用　　法】　佐餐,随量食用。

【功　　效】　清热解暑,解表健胃。适用于暑湿感冒。

53. 糖醋苦瓜

【原　　料】　苦瓜 250 克,精盐、辣椒、蒜蓉、葱花、白糖、醋、植物油、酱油各适量。

【制　　作】　将苦瓜对切两半,去子,洗净后切成薄片,用少许精盐揉一下,去掉多余水分。将锅烧热,倒入苦瓜片,用大火清炒2 分钟,盛入盘中;炒锅上火,放油烧热,将蒜蓉、葱花、辣椒爆香,倒入炒过的苦瓜片,加少许精盐、白糖及酱油、醋,用大火爆炒 1~2 分钟即成。

【用　　法】　佐餐,随量食用。

【功　　效】　清热解暑,解表健胃。适用于暑湿感冒。

54. 糖醋熘翠衣

【原　　料】　西瓜皮 300 克,白糖、醋各 30 克,鸡蛋(取清)1个,精盐、葱花、蒜蓉、湿淀粉、干淀粉、面粉、植物油各适量。

【制　　作】　将西瓜外皮削去,留内皮、瓤洗净,切成 20 片;把白糖、醋、精盐、葱花、蒜蓉、湿淀粉加适量清水对成糖醋汁;鸡蛋清、面粉、干淀粉和植物油搅成糊,把西瓜片放入拌匀。炒锅上大火,放油烧至六成热,逐个下入西瓜片,炸成两面柿黄色时捞出控油;炒锅上大火,将对好的糖醋汁倒入锅内,汁沸时淋上热油,再下入炸好的西瓜片,翻两个身,出锅装盘即成。

【用　法】　佐餐,随量食用。

【功　效】　清热解暑,解表健胃。适用于暑湿感冒。

55. 清爽西瓜皮

【原　料】　西瓜皮 500 克,干红辣椒 1 个,姜丝、姜片、白糖、干红辣椒丝、精盐、醋、香油各适量。

【制　作】　将西瓜皮洗净,削去硬皮,切成长条片。炒锅上火,放入香油,用大火烧热,投入姜片、干红辣椒、西瓜皮翻炒几下,锅离火,倒入盆中,加入白糖、精盐、醋,撒上辣椒丝、姜丝,腌透过凉即成。

【用　法】　佐餐,随量食用。

【功　效】　清热解暑,解表健胃。适用于暑湿感冒。

123

56. 椒油西瓜皮

【原　料】　西瓜皮 250 克,精制植物油、精盐、白糖、花椒、味精各适量。

【制　作】　将西瓜皮外层硬皮除去,洗净,切丁,用精盐腌 15 分钟,沥干,再用白糖、味精拌匀。炒锅上火,放油烧热,下入花椒炸香,拣出花椒不用,将油浇在西瓜皮丁上,拌匀即成。

【用　法】　佐餐,随量食用。

【功　效】　清热解暑,解表健胃。适用于暑湿感冒。

57. 西瓜皮炒肉片

【原　料】　猪肉 200 克,西瓜皮 200 克,精盐、味精、酱油、白

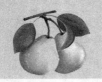

糖、植物油各适量。

【制　作】　将西瓜皮冲洗干净,削去外表硬皮,切成薄片;猪肉洗净,切成薄片。锅上火,放入植物油烧热,放入猪肉片,快速翻炒,再加入西瓜皮片、酱油、精盐、味精、白糖,颠翻几下,起锅装盘即成。

【用　法】　佐餐,随量食用。

【功　效】　清热解暑,解表健胃。适用于暑湿感冒。

58. 荷叶肉

【原　料】　荷叶 1 大张,猪肉 500 克,米粉 100 克,甜面酱、姜末、蒜蓉、白糖、酱油、黄酒、鲜汤各适量。

【制　作】　将猪肉洗净,切成小方块;荷叶洗净,切成小片;黄酒、甜面酱、酱油、白糖、蒜蓉、姜末调匀,再与肉块拌匀浸渍 30 分钟,加入米粉、鲜汤拌匀,用荷叶将肉片包起来,逐片放在碗里,上蒸笼用大火蒸 1～2 小时,熟后调味即成。

【用　法】　佐餐,随量食用。

【功　效】　清暑利湿,补气生津。适用于暑湿感冒。

59. 青荷虾蓉肉糜

【原　料】　猪脊肉、虾肉各 200 克,鲜荷叶 2 张,鸡蛋 1 只,黄酒、生姜末、葱花、胡椒粉、味精、精盐、植物油、淀粉、香油各适量。

【制　作】　将肥瘦猪脊肉洗净,剁成肉糜;虾肉剁成蓉;鲜荷叶洗净,用开水烫软,再用冷水漂凉,切成片;虾蓉和肉糜分别加黄酒、姜末、葱花、胡椒粉、味精、精盐腌渍;鸡蛋去黄,加入淀粉调匀,再与虾蓉、肉糜调匀,用荷叶包好。锅中用油滑一下倒出,留油适量,放入荷叶包,煎至包内肉糜熟透,起锅装盘,食时打开荷叶,淋上适量香油即成。

【用　法】　佐餐,随量食用。

124

【功　效】　清暑利湿,补气生津。适用于暑湿感冒。

60. 绿豆银花汤

【原　料】　绿豆 30 克,金银花 10 克。

【制　作】　将绿豆洗净,倒入沸水锅中,大火煮沸,改用小火煮至绿豆熟烂,放入洗净布包的金银花,再煮 10 分钟,拣去金银花布袋即成。

【用　法】　佐餐,随量食用。

【功　效】　疏风清热,清热解暑。适用于暑湿感冒。

61. 藿香生姜汤

【原　料】　藿香(鲜品)50 克,姜片、红糖各适量。

【制　作】　将藿香洗净,切成短节;姜片、藿香、红糖同入沸水中,熬 5 分钟,滤渣取汁即成。

【用　法】　早晚分饮。

【功　效】　清暑解表,和胃止吐。适用于暑湿感冒,对兼有胃脘不适、恶心呕吐者尤为适宜。

62. 冬瓜蚌肉汤

【原　料】　冬瓜 500 克,河蚌肉 250 克,陈皮 10 克,黄酒、葱花、姜末、味精各适量。

【制　作】　将冬瓜去皮、瓤,洗净,切块,同河蚌肉、陈皮一同放入锅中,加水煮沸,加入黄酒、葱花、姜末,炖至熟烂,调入味精即成。

【用　法】　佐餐,随量食用。

【功　效】　清热解暑,利尿祛湿。适用于暑湿感冒,对兼有水肿、尿少、白带增多者尤为适宜。

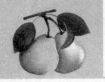

63. 丝瓜鸡蛋汤

【原　　料】　鸡蛋清 200 克,丝瓜 100 克,精盐 3 克,味精、葱、米汤、香油各适量。

【制　　作】　将葱洗净,切成葱花;丝瓜去皮洗净,切成条。在汤碗内放上葱花、香油、精盐、味精,鸡蛋清倒入汤碗中,搅打均匀后加入米汤或清水,放上丝瓜条,上蒸笼用小火蒸约 15 分钟即成。

【用　　法】　佐餐,随量食用。

【功　　效】　清暑利湿,补气和血。适用于暑湿感冒。

64. 冬瓜薏米汤

【原　　料】　冬瓜(连皮)500 克,薏苡仁 30 克,精盐适量。

【制　　作】　将薏苡仁用清水浸泡 20 分钟,冬瓜洗净,连皮切成块,同放砂锅内,加清水适量,煮至薏苡仁熟烂,加入精盐即成。

【用　　法】　佐餐,随量食用。

【功　　效】　清暑利湿,补气和血。适用于暑湿感冒。

65. 薏米赤豆汤

【原　　料】　薏苡仁 30 克,赤小豆 30 克,红枣 5 颗,白糖 10 克。

【制　　作】　将红枣用温水浸泡片刻,洗净。将薏苡仁、赤小豆拣去杂质,洗净,倒入锅中,加水 1 500 毫升,用小火炖 1 小时,加入红枣、白糖,再继续炖 30 分钟,至薏苡仁、赤小豆均已熟烂即成。

【用　　法】　佐餐,随量食用。

【功　　效】　清暑利湿,补气和血。适用于暑湿感冒。

66. 玉米汁鲫鱼汤

【原　　料】　鲫鱼 350 克,玉米须 100 克,玉米芯 100 克,黄酒、葱花、姜片、精盐各适量。

【制　作】　将玉米须与芯加水煮沸 20 分钟,去渣留汁。鲫鱼去鳞鳃和肠杂,加黄酒腌渍片刻,放入汁中,加入黄酒、姜片煨 30 分钟,撒上葱花、精盐即成。

【用　法】　佐餐,随量食用。

【功　效】　清暑利湿,补气活血。适用于暑湿感冒。

67. 玉米须虾皮汤

【原　料】　玉米须 100 克,虾皮 20 克,豆腐 400 克,紫菜 5 克,黄酒、食盐、香油、味精各适量。

【制　作】　将玉米须加水煮 20 分钟,去渣留汁。虾皮用黄酒浸泡后加水煮 5 分钟,再投入用沸水烫过的豆腐块,倒入玉米须汁,撒上撕碎的紫菜,调入食盐、味精、香油即成。

【用　法】　佐餐,随量食用。

【功　效】　清暑利湿,补气活血。适用于暑湿感冒。

68. 绿豆冬瓜汤

【原　料】　绿豆 300 克,冬瓜 1 000 克,鲜汤、生姜、葱结 30 克,精盐各适量。

【制　作】　将锅洗净上大火,倒入鲜汤煮沸,撇去浮沫。生姜洗净,拍破放入锅内;葱去根,洗净,挽成结入锅;绿豆淘洗干净后放入汤锅;冬瓜去皮、瓤,洗净,切块,投入汤锅内,共炖至软而不烂,调入适量精盐即成。

【用　法】　佐餐,随量食用。

【功　效】　清暑利湿,补气活血。适用于暑湿感冒。

69. 绿豆百合汤

【原　料】　绿豆 100 克,百合 50 克,鲜荷叶 200 克,冰糖

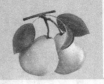

适量。

　　【制　作】　将鲜荷叶洗净,切碎,加水适量煎煮,去渣取汁,加入洗净的绿豆、百合,一同炖烂,加入冰糖调味即成。

　　【用　法】　佐餐,随量食用。

　　【功　效】　清暑利湿,补气活血。适用于暑湿感冒。

70. 银杏叶红枣绿豆汤

　　【原　料】　绿豆 60 克,鲜银杏叶 30 克(干品 10 克),红枣 20 克,白糖适量。

　　【制　作】　将鲜银杏叶洗净,切碎;红枣用温水浸泡片刻,洗净;绿豆拣去杂质,洗净沥干。银杏叶倒入小砂锅中,加水 1 000 毫升,用小火煮沸 20 分钟后去渣取汁,再将红枣和绿豆一起倒入砂锅内,加入适量白糖,继续煮约 1 小时,直至绿豆熟烂即成。

　　【用　法】　佐餐,随量食用。

　　【功　效】　清热解暑,补气养血,降压降脂。适用于暑湿感冒,对伴有高血压、高脂血症者尤为适宜。

71. 扁豆藿香汤

　　【原　料】　扁豆 30 克,藿香、金银花各 15 克,白糖适量。

　　【制　作】　将前 3 味一同放入锅内,加水煎煮,去渣取汁,调入白糖即成。

　　【用　法】　早晚分饮。

　　【功　效】　清热解暑,健脾去湿。适用于暑湿感冒,对兼有便溏、水肿者尤为适宜。

72. 蚕豆冬瓜皮汤

　　【原　料】　蚕豆 250 克,冬瓜皮 100 克。

　　【制　作】　将蚕豆、冬瓜皮洗净,一同放入锅中,加水煮熟即成。

　　【用　　法】　早晚分饮。

　　【功　　效】　清暑利湿,补气活血。适用于暑湿感冒。

73. 冬瓜三豆汤

　　【原　　料】　冬瓜 250 克,蚕豆 60 克,绿豆 60 克,扁豆 15 克。

　　【制　　作】　将冬瓜洗净,去皮切块,同蚕豆、绿豆、扁豆一同放入砂锅中,加水适量,煮汤即成。

　　【用　　法】　早晚分饮。

　　【功　　效】　清暑利湿,补气活血。适用于暑湿感冒。

74. 赤豆西瓜汤

　　【原　　料】　赤小豆、西瓜皮、白茅根各 50 克。

　　【制　　作】　将赤小豆洗净;西瓜皮、白茅根洗净后分别切成小块。赤小豆、西瓜皮、白茅根一同放入砂锅中,加入适量清水,先用大火煮沸,再转用小火煮 2 小时即成。

129

　　【用　　法】　早晚分饮。

　　【功　　效】　清暑利湿,补气活血。适用于暑湿感冒。

75. 橄榄酸梅汤

　　【原　　料】　鲜橄榄(去核)60 克,酸梅 10 克,白糖适量。

　　【制　　作】　将橄榄与酸梅稍加捣烂,一同放入锅中,加清水适量,煨汤,沸后去渣,加白糖适量调味即成。

　　【用　　法】　上下午分饮。

　　【功　　效】　清热解暑,生津止渴。适用于暑湿感冒。

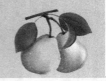

六、气虚感冒的食疗验方

1. 生姜红枣粥

【原　料】　鲜生姜 10 克,桂枝 5 克,红枣 5 颗,粳米 60 克。

【制　作】　将粳米淘洗干净;红枣洗净泡发;生姜洗净切碎,与红枣、桂枝、粳米同入锅内,用大火煮沸,再转用小火熬成粥即成。

【用　法】　早晚分食。

【功　效】　补气解表,温胃散寒。适用于气虚感冒,对兼有胃寒乏力者尤为适宜。

2. 姜汁牛肉饭

【原　料】　鲜牛肉 150 克,粳米 200 克,姜汁 40 滴,酱油、白糖、植物油各适量。

【制　作】　将牛肉洗净,切片,再拌上姜汁、白糖、植物油、酱油腌渍。粳米放入锅内,加清水煮饭,待饭已熟,水分未全干时,将腌制的牛肉倒入饭面蒸熟,熄火,自然降温即成。

【用　法】　主食,随量食用。

【功　效】　益气解表,强筋健骨。适用于气虚感冒,对兼有四肢酸软无力者尤为适宜。

3. 姜汁鳝鱼饭

【原　料】　姜汁 10 克,活鳝鱼 150 克,粳米 250 克,植物油、精盐、胡椒粉、黄酒各适量。

【制　作】　将黄鳝洗净,宰杀,去肠杂,切片,漂净备用;粳米淘净后入锅内,加水煮至五成熟离火;黄鳝片用植物油、黄酒、精盐、姜汁、胡椒粉抓匀,平铺在半熟米饭上,再用大火煮沸,转小火焖20分钟,鳝鱼片、米饭拌匀即成。

【用　法】　主食,随量食用。

【功　效】　益气解表,强筋健骨。适用于气虚感冒,对兼有四肢酸软无力者尤为适宜。

4. 姜汁蒸饺

【原　料】　姜汁20克,面粉60克,猪瘦肉50克,葱花、精盐、味精、黄酒、香油各适量。

【制　作】　将猪肉剔去筋膜,洗净,剁成肉蓉,放入盆中,加入姜汁、味精、精盐、黄酒、葱花、香油,搅拌均匀,即成馅料;面粉加热水拌匀,和成面团,揉匀,放在案板上摊开晾凉,再揉匀揉透,饧面片刻,稍揉,搓成长条,揪成小面剂,压扁,再擀成中间稍厚的圆形面皮。将馅料包入面皮里,捏成饺子生坯,摆入小蒸笼里,用大火沸水蒸4~5分钟即成。

【用　法】　主食,随量食用。

【功　效】　益气解表,强筋健骨。适用于气虚感冒,对兼有四肢酸软无力者尤为适宜。

5. 葱油面

【原　料】　大葱15克,面条500克,虾子酱油、植物油各适量。

【制　作】　将大葱洗净,切成葱花。炒锅上火,放入清水煮沸,下入面条,煮沸后,加凉水适量,再煮开,直至面条煮熟,捞出盛入碗内;炒锅上火,放植物油烧热,下入葱花,炸至色黄后盛在碗内,加上虾子酱油,浇在面条上即成。

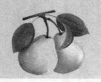

【用　法】　主食,随量食用。

【功　效】　益气解表,强筋健骨。适用于气虚感冒,对兼有四肢酸软无力者尤为适宜。

6. 大麦花生仁粥

【原　料】　大麦100克,花生仁100克,糯米150克,红糖适量。

【制　作】　将大麦仁、糯米、花生仁分别拣去杂质,洗净。先把大麦仁、花生仁放入锅内,加入适量水,煮至麦粒将开花时,加入糯米,煮沸后,再用小火煮30分钟左右,加红糖调味,再煮沸片刻即成。

【用　法】　主食,随量食用。

【功　效】　益气解表,强筋健骨。适用于气虚感冒,对兼有四肢酸软无力者尤为适宜。

7. 大麦红枣粥

【原　料】　大麦仁60克,粳米100克,红枣5枚,姜丝适量。

【制　作】　将大麦仁洗净后,加水煮熟,再放入淘洗干净的粳米、红枣煮沸,加入姜丝,然后改用小火煮30分钟粥熟即成。

【用　法】　主食,随量食用。

【功　效】　益气解表,强筋健骨。适用于气虚感冒,对兼有四肢酸软无力者尤为适宜。

8. 鸡丝麦仁粥

【原　料】　净母鸡1只,大麦仁750克,面粉500克,鸡蛋1个,精盐、味精、醋、胡椒粉、肉桂、大茴香、葱花、姜末、香油各适量。

【制　作】　将母鸡洗净,入沸水锅内氽一会儿,倒出血水,锅内加水适量,放入装有肉桂、大茴香的纱布袋,炖至肉烂脱骨,捞出将鸡肉撕成丝;鸡蛋煎成蛋皮,切丝;将麦仁拣去杂质,洗净,放入另一锅内,煮至开花,然后倒入鸡汤锅内,煮沸;再将面粉调面稠糊,慢慢调入鸡汤锅内,用勺不断搅动,待煮沸后调入精盐,即成麦仁粥;把鸡丝、蛋皮丝放碗内,盛入麦仁粥,撒上葱花、姜末、味精、胡椒粉、醋、香油即成。

【用　法】　主食,随量食用。

【功　效】　益气解表,强筋健骨。适用于气虚感冒,对兼有四肢酸软无力者尤为适宜。

9. 牛肉麦仁糊

【原　料】　熟牛肉 500 克,大麦仁 500 克,面粉 400 克,食盐、味精、醋、胡椒粉、辣椒丝、葱花、姜丝、香油、牛肉汤各适量。

【制　作】　将熟牛肉切成小块;大麦仁拣去杂质,洗净;面粉加凉水调成稀糊。锅内放入牛肉汤和适量水,下入大麦仁煮至开花,将面粉稀糊细流下锅,煮沸成麦仁面糊;另一锅内放入牛肉块、精盐、醋,盛入麦仁面糊,放入味精、胡椒粉、辣椒丝、葱花、姜丝、香油,煮沸并搅匀即成。

【用　法】　主食,随量食用。

【功　效】　益气解表,强筋健骨。适用于气虚感冒,对兼有四肢酸软无力者尤为适宜。

10. 荞麦蒸饺

【原　料】　荞麦面 500 克,牛肉 300 克,萝卜 500 克,精盐、味精、香油、胡椒粉各适量。

【制　作】　将萝卜洗净,切去顶、根,剁成碎末;牛肉剔去筋膜,洗净,剁成肉蓉,放入盆里,加入精盐和适量水,边加边顺着一个方向搅动,拌成稠糊状,再放萝卜末、香油、味精、胡椒粉,搅拌均匀,即成馅料;荞麦面放盆中,加入开水烫面,拌匀晾凉,和成面团,揉匀揉

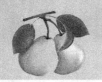

透,盖上湿布,饧面片刻,在案板上再稍揉几下,搓成长条,揪成小面剂,压扁,擀成中间稍厚的圆形面皮;将馅料打入面皮里,捏成月牙形饺子生坯,然后摆入蒸笼中,用大火沸水蒸熟即成。

【用　　法】　主食,随量食用。

【功　　效】　益气解表,强筋健骨。适用于气虚感冒,对兼有四肢酸软无力者尤为适宜。

11. 海味荞麦面

【原　　料】　荞麦面 200 克,白面粉 200 克,鸡蛋 100 克,海鱼片 25 克,海米 25 克,香菇 8 个,紫菜 1 张,姜末、葱花、花椒叶、酱油、精盐、白糖、味精各适量。

【制　　作】　将荞麦面和白面粉放盆内,加适量精盐、清水和成面团,饧 20 分钟后,擀成大片,切成面条,用沸水煮熟,捞出再用冷水浸凉,分成 4 等份,沥干水,冷藏;紫菜撕成小片;海米用沸水浸泡 30 分钟;香菇沸水泡发后剪去柄部,用刀剞上米字形花纹;将适量精盐、酱油、白糖放入锅内,再加香菇,用中火煮 20 分钟后捞出,挤去水分;鸡蛋打散后放入适量精盐,搅匀,在煎盘内摊薄片,然后切成菱形片;锅内放清水 500 毫升,上火煮沸,放入海鱼片,2 分钟后捞出,放入酱油、精盐,煮沸后用勺撇去浮沫,再煮 5 分钟后捞出,放入味精,离火晾凉成蘸汁,放入冰箱冷藏。食用时,用一个带冰块的冰水锅,用漏勺把制作好的一份面条放入,用筷子搅散,挑起叠好放在大碗中,倒入一些冰水,再放 2 块冰块,香菇放在面条上,撒上鸡蛋片,中间放置 1/4 浸泡好的海米,两边各放一枚洗净的花椒叶。单配一小碗蘸汁,再放一个小盘,小盘内摆上姜末、紫菜碎片和葱花,每个人吃时把小盘内的小料随意放在小碗内,取大碗内的面条放在小碗中,搅拌后即成。

【用　　法】　主食,随量食用。

【功　　效】　益气解表,强筋健骨。适用于气虚感冒,对兼有四肢酸软无力者尤为适宜。

12. 拌荞麦面

【原　料】　荞麦仁 10 千克,葱花、蒜蓉、精盐、酱油、醋、芥末油、辣椒油各适量。

【制　作】　将荞麦仁用清水浸泡 1 小时左右捞出,用净布擦尽水分,搓去荞麦仁外皮,再次浸泡 1 天,直至泡涨发软,然后磨研成浆,用细箩过滤出粉渣,将洁白细浆放入盆内,待全部沉淀,面水分清后,去尽浆水,晾干成淀粉;取荞麦淀粉 500 克,加水和成面团,蘸水捶软,边加水边捶,直至搅成稀糊(共需加水 800 毫升),然后将稀糊用勺舀入碗内,上蒸笼蒸熟,取出晾凉。食时切成条,拌上酱油、醋、精盐、芥末油、辣椒油、蒜蓉、葱花拌匀即成。

【用　法】　主食,随量食用。

【功　效】　益气解表,强筋健骨。适用于气虚感冒,对兼有四肝酸软无力者尤为适宜。

13. 姜汁大枣

【原　料】　净大枣 1 000 克,白糖、姜汁各适量。

【制　作】　将净大枣放入锅内,加适量清水,用大火煮沸,用勺撇去浮沫,改用小火煮,待白沫撇净后,加入白糖继续煮至汤汁很少且稠时,调入姜汁,离火冷却,连枣带汁装入洁净的玻璃瓶中,盖好瓶盖即成。

【用　法】　随量食用。

【功　效】　益气解表,强筋健骨。适用于气虚感冒,对兼有四肢酸软无力者尤为适宜。

14. 姜汁豇豆

【原　料】　鲜生姜末 15 克,豇豆 500 克,精盐、味精、香油各

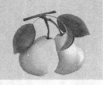

适量。

【制　作】　将豇豆去掉头尖,撕下两侧的筋,洗净,改刀成段。锅内放开水,煮沸后下入豇豆段烫两次,捞出,趁热拌上精盐、味精,晾凉后加入香油、姜末,拌匀即成。

【用　法】　佐餐,随量食用。

【功　效】　补气解表,健脾助运。适用于气虚感冒,对兼有便溏者尤为适宜。

15. 葱油土豆

【原　料】　大葱 20 克,土豆 500 克,植物油、精盐、味精各适量。

【制　作】　将土豆洗净,放入锅内加水煮熟,剥去外皮,切成滚刀块;葱洗净,去根,切成葱花。炒锅上火,放油烧热,将一半葱花炒出香味,加入土豆块拌炒,加水 200 毫升和精盐,盖上锅盖,煮至汤汁半干,放入剩下的葱花和少量味精,炒匀即成。

【用　法】　佐餐,随量食用。

【功　效】　补气健脾,疏散风寒。适用于气虚感冒。

16. 龙凤包子

【原　料】　面粉 500 克,面肥 50 克,鱼肉 100 克,鸡肉 100克,虾仁、酱油、黄酒、精盐、味精、白糖、胡椒粉、芝麻仁、葱花、姜末、鸡汤、食碱各适量。

【制　作】　将面肥放入盆内,加水调匀,加面粉和成面团,静置发酵;鱼肉剁成蓉;鸡肉切成米粒大小的丁;把鱼肉蓉、鸡肉丁放入盆内,加入酱油、黄酒、精盐、味精、白糖、胡椒粉、葱花、姜末拌匀,再加入少许凉鸡汤,搅成浓稠糊状馅;虾仁煸一下,芝麻仁研碎,加入馅内拌匀;发酵的面团加食碱揉匀,搓成长条,揪成 30 个剂子;把剂子按扁,擀成中间稍厚的圆皮,抹馅捏成包子,上笼屉蒸

20 分钟即成。

【用　法】　主食，随量食用。

【功　效】　补气解表。适用于气虚感冒。

17. 猪肉水饺

【原　料】　面粉 1 000 克，猪肉末 500 克，青菜末 500 克，酱油、猪油、香油、味精、姜末、精盐、葱花各适量。

【制　作】　将猪肉末放盆内，分几次加水 100 毫升，搅拌均匀，再放入酱油、味精、精盐、葱花、姜末、猪油、香油和青菜末，搅匀成馅；面粉倒入面盆，用凉水 400 毫升和成麦片状，揉成较硬面团，盖上湿布，饧 10 分钟左右；将饧好的面切成若干块，搓成长条，按量揪成均匀的剂子，按扁后擀成圆皮，然后将馅放在面皮中间，包成饺子。锅内放水，煮沸后将生饺子下锅，用勺推动，加盖，见锅开后起盖煮一会儿，再点入凉水，锅再开后，见饺子皮鼓起，捞出即成。

【用　法】　主食，随量食用。

【功　效】　补气解表。适用于气虚感冒。

18. 荞麦面鸡肉饺

【原　料】　荞麦面 250 克，熟鸡肉、熟火腿肉各 50 克，面粉 150 克，山药 150 克，香葱、香油、猪油、白糖、味精、精盐、香精各适量。

【制　作】　将山药洗净，上蒸笼蒸熟，去皮研成泥；香葱择洗干净，沥水，切成小碎丁；炒锅上火，加猪油和少许清水，再加入山药泥、白糖、香精，搅拌均匀成甜馅料；熟火腿肉、熟鸡肉分别切成小碎丁，放入盆里，加入香葱末、香油、精盐、味精，搅拌均匀成咸馅料；面粉加入温水 60 毫升拌匀，和成温水面团，揉匀揉透，盖上湿布饧面片刻，再揉几下，搓成长条，揪成 20 个小剂子，按扁，擀成直

137

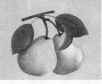

径 5 厘米、中间稍厚的圆形面皮,包入甜馅料 15 克,捏成月牙形饺子生坯;荞麦面加入沸水 100 毫升,拌匀,和成热水面团,揉匀,放置晾凉,再揉匀揉透,搓成长条,揪成 20 个小剂子,擀成直径 3.5 厘米、中间稍厚的圆形面皮,包入咸馅料 8 克,捏紧,用木梳沿边按一下,呈半圆形草帽状荞麦面饺子生坯;炒锅上火,加入清水,煮沸后下入两种饺子生坯,用漏勺沿着锅底轻轻推动,使饺子浮上水面;水沸时,加少许凉水,再稍煮,直至饺子熟透,装入大汤碗中即成。

【用　法】　主食,随量食用。

【功　效】　补气解表。适用于气虚感冒。

19. 烤咖喱酥饺

【原　料】　面粉 500 克,牛肉 250 克,鸡蛋 1 个,葱头 125 克,咖喱粉 5 克,猪油、精盐、白糖、味精、湿淀粉、黄酒各适量。

【制　作】　将牛肉洗净,剁成碎末;葱头去皮,切成小丁。炒锅上火,放猪油 50 克烧热,下入牛肉末煸炒,烹入黄酒,炒散后盛出;原锅炒咖喱粉,炒出香味后,加入葱头煸炒,再倒入牛肉末,加味精、精盐,并用湿淀粉勾芡,即成咖喱馅。猪油和面粉倒入盆内,和成油酥面,揉匀按扁,再包入咖喱馅,捏成饺子形,放入加热的烤盘上,上面刷上鸡蛋液,再入烤箱中,烤至呈金黄色即成。

【用　法】　主食,随量食用。

【功　效】　补气解表。适用于气虚感冒。

20. 套环麻花

【原　料】　面粉 500 克,鸡蛋 3 个,白糖、小苏打、香油、植物油各适量。

【制　作】　将面粉倒入盆内,加入白糖、小苏打和少量温水搅匀,再打入鸡蛋,倒入香油,拌匀,和成面团,稍饧;把饧好的面团揉匀后,擀成面片,切成长条,将四根长条叠在一起,在中间顺切一刀口,两头不切断,将一头由刀口处翻过来,呈套环形麻花坯。锅内放油,待油烧至六成热时,下入套环麻花坯,炸至呈金黄色时,捞出晾凉即成。

【用　法】　主食,随量食用。

【功　效】　补气解表。适用于气虚感冒。

21. 大葱爆牛肉

【原　料】　大葱白 50 克,鲜嫩牛肉 300 克,植物油、香油、面酱、酱油、白糖、黄酒、味精、醋、花椒粉、姜丝各适量。

【制　作】　将牛肉剔除筋膜,切成柳叶形片,用面酱、黄酒和适量熟油拌匀;大葱切成象眼片。锅上火烧热,加适量底油,放入肉片炒至变色,再下入葱片、姜丝炒出香味,烹入醋、黄酒,加入酱油、白糖、味精、花椒粉,翻炒均匀,淋上香油,出锅装盘即成。

【用　法】　佐餐,随量食用。

【功　效】　补气益血,强壮精神,疏风解表。适用于气虚感冒,也适用于血虚及气血两虚引起的感冒。

22. 大葱豆腐煲

【原　料】　大葱 50 克,老豆腐 400 克,笋片 100 克,火腿末 15 克,酱油、精盐、白糖、味精、植物油、花椒油、鲜汤、湿淀粉各适量。

【制　作】　将老豆腐削去皮,切成大的骨牌块,摆在盆中,大葱切成 4 厘米长的段。炒锅上火,放植物油烧至七成热,把豆腐块整齐地推入锅中,煎至外表结皮,捞出沥去油;锅中留适量油,放入大葱段、笋片,煸一煸,放入煎好的豆腐块,加酱油、精盐、白糖、味精、鲜汤,滚一滚,转温火焖烧几分钟,至入味,改大火,淋湿淀粉勾薄芡,倒入煲中,淋入花椒油,撒上火腿末,加盖即成。

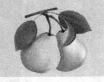

【用　法】　佐餐，随量食用。

【功　效】　补气益血，疏风解表。适用于气虚感冒，也适用于血虚及气血两虚引起的感冒。

23. 葱姜排骨煲

【原　料】　大排骨 500 克，葱段、生姜末、洋葱丝、黄酒、白糖、酱油、精盐、味精、植物油、鲜汤、葱油、湿淀粉、干淀粉各适量。

【制　作】　将大排骨放在砧板上，用刀面拍平、拍松，每块排骨均匀地剁成 3 条，每条要带一些骨头，放入碗中，加适量黄酒、酱油、精盐、味精、淀粉，用手抓匀，使每块排骨上都包上粉浆。炒锅上火，加植物油烧至七成热，投入排骨，用铁勺抖开，不使排骨粘连，边炸边翻动，炸至呈金黄色，倒入漏勺沥油；原锅上火，加油烧热，放入葱段、姜末，煸炒出香味，放入炸好的排骨，加酱油、黄酒、精盐、白糖、味精、鲜汤，煮沸后转小火，加盖焖煮至排骨入味，改用大火，用少量湿淀粉勾薄芡；同时把煲放在炉火上，加底油烧热，放入洋葱丝爆香，随即倒入排骨，浇上葱油即成。

【用　法】　佐餐，随量食用。

【功　效】　益气健脾，发散风寒。适用于气虚感冒。

24. 葱姜鲳鱼

【原　料】　葱丝 50 克，鲳鱼 1 尾（约 500 克），黄酒、精盐、味精、植物油、香油、酱油、胡椒粉、生姜丝各适量。

【制　作】　将鲳鱼宰杀，洗净，沥干水，放入长盆中，加黄酒、精盐、味精、植物油，上蒸笼用大火蒸 15 分钟，取出后加酱油、胡椒粉、葱丝、姜丝。炒锅上火，放入剩余植物油和香油烧至八成热，倒在葱丝、姜丝上，使香味渗入鱼肉即成。

【用　法】　佐餐，随量食用。

【功　效】　益气健脾，发散风寒。适用于气虚感冒。

25. 葱姜烧猪肚

【原　料】　葱段 50 克，姜片 50 克，熟猪肚 1 个，植物油、味精、黄酒、酱油、鸡汤、湿淀粉、香油各适量。

【制　作】　将熟猪肚清洗干净，切成条。炒锅上中火，放植物油烧至六成热，肚条下锅炸一下，及时倒入漏勺；炒锅留底油，下葱段、姜片煸炒，待葱成金黄色时，倒入肚条，加味精、黄酒、酱油，对入少量鸡汤，用手勺不停地翻动，然后用湿淀粉勾芡，淋入适量香油，翻炒片刻，出锅装盘即成。

【用　法】　佐餐，随量食用。

【功　效】　益气健脾，发散风寒。适用于气虚感冒。

26. 大葱烧鲤鱼

【原　料】　大葱段 50 克，活鲤鱼 1 尾（约 600 克），葱花、葱段、姜丝、姜片、香菜、植物油、酱油、黄酒、精盐、味精、胡椒粉、醋、白糖、鲜汤各适量。

【制　作】　将鲤鱼宰杀，刮鳞去鳃和内脏，洗净，用平刀法顺背鳍批成夹背痕，深至鱼骨，在夹背刀口处放上生姜片，用精盐、黄酒腌渍 10 分钟后，上笼蒸熟，取出装盘，并在鱼身上撒匀葱花、生姜丝和香菜段；再将蒸出的汁拣去生姜片，装入小碗中备用。锅上火烧热，加适量底油，用葱段浸炸成葱油，浇烫鱼身上的配料；锅留适量底油，烹入黄酒、醋、酱油、精盐、味精、白糖、胡椒粉、鲜汤和备用的鱼汁，大火煮沸，撇去浮沫，出锅浇在盘中鱼身上即成。

【用　法】　佐餐，随量食用。

【功　效】　益气健脾，发散风寒。适用于气虚感冒。

141

27. 蒜烧鲢鱼

【原　料】　鲢鱼 1 尾（约 700 克），大蒜 50 克，泡辣椒 50 克，

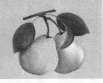

冬笋50克,香菇50克,植物油、精盐、味精、白糖、黄酒、大茴香、胡椒粉、花椒、香醋、葱花、姜末、香油、鲜汤、湿淀粉各适量。

【制　作】　将鲢鱼除去鳞、鳃及内脏,洗净,用精盐、黄酒和湿淀粉腌渍均匀。炒锅上火,放植物油烧至六成热,下入腌渍好的鲢鱼,微炸后即捞起,控净油;锅中留适量底油,先将大蒜、泡辣椒、姜末、冬笋、香菇爆炒出香味,烹入黄酒、鲜汤,煮沸后放入炸过的鲢鱼,下入大茴香、花椒、精盐、白糖,调好口味,大火煮沸,撇去浮沫,转小火将鱼烧熟透,取出盛在盘中;锅中余汁用大火收浓,加葱花、姜末、胡椒粉、香醋和味精,用湿淀粉勾薄芡,炒到浓稠,淋上香油,浇在鱼身上即成。

【用　法】　佐餐,随量食用。

【功　效】　益气健脾,发散风寒。适用于气虚感冒。

28. 大蒜鲶鱼

【原　料】　鲶鱼2尾(约500克),蒜瓣100克,黄酒、精盐、味精、酱油、白糖、醋、葱花、姜末、植物油、鲜汤各适量。

【制　作】　先将鲶鱼去鳃、内脏,洗净,在鱼身上抹匀精盐、黄酒腌渍一下;蒜瓣一切为二。油锅烧至四成热,放入蒜瓣炸至起皱纹,加入葱花、姜末煸香,放入鲶鱼、鲜汤、酱油、黄酒、精盐、味精、白糖、醋,煮至鱼熟入味,出锅即成。

【用　法】　佐餐,随量食用。

【功　效】　益气健脾,发散风寒。适用于气虚感冒。

29. 蒜爆鸡丝鱼卷

【原　料】　蒜蓉10克,草鱼中段肉200克,鸡脯肉50克,香菇15克,鸡蛋1个,葱、姜丝、植物油、淀粉、精盐、黄酒、味精、胡椒粉、香油各适量。

【制　作】　将草鱼肉切成夹刀薄片;鸡脯肉切成细丝,加入适量精盐、黄酒、味精、湿淀粉拌匀；香菇切成丝；鱼皮朝上，置于盘内，根据鱼片数量将鸡丝、香菇、葱丝、生姜丝分成相应的等份，横置鱼皮上，将鱼片卷紧，接缝处用蛋粉糊封口，手上沾适量干淀粉，将鱼片轻轻搓紧，置盘中待用；将精盐、黄酒、味精和适量鱼汤同置碗中，对成调味汁。炒锅上火，放植物油烧至六成热，投入鱼卷，使鱼卷自然散开，待其浸熟时沥油；原锅内留底油适量，投入葱花、姜末、蒜蓉煸香，随即倒入调味汁，待浓稠时，浇入适量热油将汁烘起，投入鱼卷，翻裹均匀，再撒入胡椒粉，淋上香油，拌匀，装盘即成。

　　【用　法】　佐餐，随量食用。

　　【功　效】　益气解表，健脾开胃。适用于气虚感冒，对兼有神疲乏力、便溏不成形者尤为适宜。

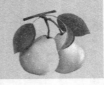

七、血虚感冒的食疗验方

1. 赤豆馅烧饼

【原　料】　面粉 500 克,面肥、赤小豆、白糖、芝麻、桂花、食碱、猪油各适量。

【制　作】　将赤小豆洗净,放锅内,加水,用大火煮烂,研成细泥,加猪油、白糖、桂花,拌匀成馅;取少许面粉加水,和成稀糊;面肥放盆内,加温水调匀,放入面粉,揉成面团,待发酵后,对入食碱水揉匀,饧 15 分钟;面团搓成长条,揪成 10 个剂子,擀成圆片,包上馅,收严口,揉成馒头形,再擀成 1 厘米厚的圆饼,上面抹一层稀糊,粘上芝麻,即成生坯。烤炉烧热,把生坯逐个放入烤盘,烤 3 分钟,至饼面呈黄色时,翻个身,烤另一面,约烤 2 分钟后两面烤成金黄色即成。

【用　法】　主食,随量食用。

【功　效】　补血利尿。适用于血虚感冒,对兼有水肿者尤为适宜。

2. 油酥肉火烧

【原　料】　面粉 500 克,猪油 150 克,猪肉 250 克,花椒粉、精盐、葱末、姜末、香油、味精各适量。

【制　作】　将猪肉洗净,剁成肉末,放盆内,再放入葱末、精盐、花椒粉、姜末、味精、香油,调拌成馅;将面粉一半加猪油 120 克混合成油酥面,剩下的面粉和猪油加适量温水,和成水面团;水面团放案板上擀成大面片,铺上油酥面抹匀,卷成长卷,揪成 20 个剂子,按扁稍擀一下,包肉馅,团好封口再擀成圆饼。平底锅上火烧热,放入圆饼坯码好,两面烙成金黄色后,再移至烤炉内烤约 3 分钟,中间翻一次,待全部变金黄色即成。

【用　法】　主食,随量食用。

【功　效】　补血利尿。适用于血虚感冒,对兼有水肿者尤为适宜。

3. 褡裢火烧

【原　料】　面粉 1 000 克,猪肥瘦肉末 600 克,葱花、姜末、酱油、黄酱、精盐、味精、香油、植物油各适量。

【制　作】　将面粉放入盆内,加温水 500 毫升和成面团,揉匀到面团光润时,盖上湿布饧 10 分钟;猪肉末、姜末一起放在另一盆中,加入酱油、黄酱、味精、精盐和凉水 300 毫升,搅拌成糊,再放入葱花、香油,拌成馅。案板上涂植物油 10 克,面团放上抻长,揪成 40 个剂子,用面杖擀成长圆形面皮,其一端两角略抻宽些,将肉馅横放在面皮中间,摊成馅条,将窄的一端面皮翻起盖在馅上向上一卷,再将宽的一端折上盖住两边开口即成。平底锅放在大火上烧热,洒上植物油,将成形的火烧坯面皮厚的一面朝下放在平底锅上,烙约 3 分钟,翻个身,再洒些油,烙另一面,约 2 分钟后将两面均烙成焦黄色即成。

【用　法】　主食,随量食用。

【功　效】　补血解表利尿。适用于血虚感冒,对兼有水肿者尤为适宜。

4. 叉烧酥

【原　料】　面粉 500 克,叉烧肉 250 克,猪肉 100 克,鸡蛋 5个,猪油、黄油、葱花、精盐、味精、酱油、香油、胡椒粉、白糖、黄酒各适量。

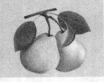

【制　作】　将面粉250克放入盆内,加入猪油、黄油,搅拌成油酥;剩余面粉倒入另一盆内,加猪油、黄油及清水,打入鸡蛋2个,和成面团,揉匀,用湿布包好;叉烧肉切成小丁,猪肉洗净,剁成肉末,一起放碗内,加入葱花、黄酒、白糖、精盐、味精、胡椒粉、酱油、香油,打入鸡蛋2个,拌匀成馅。油酥和面团分别搓成长条,揪成20个剂子,面团剂子逐一擀成圆片,一个圆片包入一个油酥卷起,擀成长条,再卷起擀成圆皮,包入叉烧馅,捏成包子形;余下的1个鸡蛋打入碗内,调匀,抹在每个叉烧坯上,逐个放入烤炉内,用中火烤至两面呈金黄色即成。

【用　法】　主食,随量食用。

【功　效】　补血解表利尿。适用于血虚感冒,对兼有水肿者尤为适宜。

5. 鸡蛋春卷

【原　料】　面粉500克,鸡蛋4个,绿豆芽750克,韭菜250克,冬笋50克,猪肉250克,酱油、精盐、香油、味精、湿淀粉、植物油各适量。

【制　作】　将鸡蛋打入碗内,用筷子打散后倒盆内,投入面粉,加入清水搅成面糊,再加入湿淀粉搅成稀面糊,并加入味精搅匀;炒锅上火烧热,擦点油,用手勺舀入面糊,转动炒锅,把面糊摊成直径为15厘米的圆形薄皮。猪肉洗净,切丝,放入油锅内煸炒,加酱油炒熟,倒入盆内;把绿豆芽择洗干净,用开水烫一下,挤干水分晾凉;韭菜择洗净,切成段;冬笋切丝;然后把绿豆芽、韭菜段和冬笋丝放入肉丝盆内,加酱油、精盐和香油,拌匀成馅。把薄皮铺开,中间放入馅,先向前卷起一半,再把两头折起来,再向前一卷,包成春卷坯;锅内倒植物油,用大火烧至八成热,把包好的春卷坯投入锅内炸成金黄色,捞出控净油即成。

【用　法】　主食,随量食用。

【功　效】　补血解表利尿。适用于血虚感冒,对兼有水肿者尤为适宜。

6. 母鸡肉馄饨

【原　料】　黄母鸡肉 150 克,面粉 210 克,葱白、胡椒粉、姜末、精盐、味精各适量。

【制　作】　将鸡肉、葱白均切成碎末一起入盆,加胡椒粉、姜末、精盐、味精调匀成馅。面粉加水适量,和成面团,擀成馄饨皮,包馅制馄饨,煮熟即成。

【用　法】　主食,随量食用。

【功　效】　补血解表利尿。适用于血虚感冒,对兼有水肿者尤为适宜。

7. 大葱猪肉锅贴

【原　料】　面粉 500 克,猪肉 300 克,大葱 300 克,精盐、酱油、味精、姜末、香油、植物油各适量。

【制　作】　将大葱择洗干净,沥水,切成末;猪肉剔去筋膜,洗净,剁成蓉,加入酱油、水,边加边顺着一个方向搅动,搅至黏稠糊状,加入姜末、精盐拌匀,再加大葱末、味精、香油,搅拌均匀,即成馅料。面粉加入凉水拌匀,和成面团,揉匀揉透,盖上湿布饧 15 分钟,再稍揉几下,搓成长条,揪成小剂子,压扁,擀成中间稍厚的圆形面皮,包入馅料,捏成月牙形锅贴生坯。平底锅上火,洒入植物油,烧热后摆入锅贴生坯,稍煎焖一下,再淋入清水,盖严锅盖,焖煎至水干时开锅,淋入植物油,再煎焖一会儿,铲出锅贴即成(底朝上码入盘中)。

【用　法】　主食,随量食用。

【功　效】　养血益气,发散风寒。适用于血虚感冒。

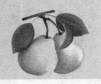

8. 葱花肉丝炒饭

【原　料】　米饭 250 克,猪肉 100 克,油菜 50 克,酱油、植物油、葱花、精盐各适量。

【制　作】　将猪肉洗净,切细丝;油菜择洗净,切丝。炒锅上火,放植物油烧热,放入葱花、肉丝煸炒,待肉丝变色时,加入油菜丝、酱油翻炒,再放入米饭、精盐翻炒均匀,炒出香味即成。

【用　法】　主食,随量食用。

【功　效】　养血益气,发散风寒。适用于血虚感冒。

9. 葱头咖喱饭

【原　料】　粳米饭 300 克,熟鸡肉块 150 克,笋 50 克,葱头、猪油、咖喱粉、黄酒、精盐、味精、湿淀粉、鸡汤各适量。

【制　作】　将笋和葱头分别洗净,切丁。炒锅上火,放猪油烧热,放入葱头丁、笋丁,炒几下,加入咖喱粉,炒出香味,放入鸡肉块、黄酒、精盐、鸡汤,改用小火煮透,放入味精,用湿淀粉勾芡,起锅,浇在盘中热米饭上即成。

【用　法】　主食,随量食用。

【功　效】　养血益气,发散风寒。适用于血虚感冒。

10. 咖喱牛肉饭

【原　料】　粳米饭 300 克,熟牛肉 100 克,熟土豆、葱头、植物油、咖喱粉、黄酒、精盐、味精、鸡汤、湿淀粉各适量。

【制　作】　将土豆去皮,葱头去皮并洗净,熟米饭装入盘中,熟牛肉切成小块,土豆切滚刀块,葱头切方丁。炒锅上火,放植物油烧热,放入葱头丁煸炒几下,下入咖喱粉煸炒出香味,舀入鸡汤,放入牛肉块、土豆块、黄酒、精盐。用小火煮透,汤汁收浓时,加入味精,用湿淀粉勾芡,浇在米饭上即成。

【用　法】　主食,随量食用。

【功　效】　养血益气,发散风寒。适用于血虚感冒。

11. 葱辣鸭心

【原　料】　大葱 100 克,干辣椒 3 克,鸭心 500 克,植物油、酱油、醋、味精、白糖、精盐、黄酒、香油各适量。

【制　作】　将鸭心去掉心头,切开洗去鸭心里的血污,表面剞十字刀,放黄酒、精盐入心腔;大葱切成段。炒锅放植物油,烧至七八成热,将鸭心入锅炸去水分,捞出控油;另起锅放底油烧至七成热,把葱段、干辣椒煸出香味,倒入适量黄酒增香,放入醋、酱油、精盐、味精、白糖和适量水,把炸好的鸭心放入汤中,用微火焖 5 分钟,大火收汁,淋入香油即成。

【用　法】　佐餐,随量食用。

【功　效】　养血宁心,疏风解表。适用于血虚感冒,对兼有心悸、失眠者尤为适宜。

12. 葱椒肉片

【原　料】　猪腿肉 150 克,鸡蛋 1 个,湿淀粉、黄酒、精盐、味精、醋、酱油、花椒粉、葱花、鲜汤、植物油、香油各适量。

【制　作】　将猪腿肉切成片;鸡蛋打散,加精盐和湿淀粉拌成鸡蛋糊,放入肉片拌匀;取碗放入葱花、花椒粉、黄酒、精盐、味精、醋、酱油、鲜汤、湿淀粉,调成卤汁待用。炒锅上火,放植物油烧至七成热,把肉片分散投入油锅炸熟,并用漏勺不断地翻动,直至外表呈金黄色时,倒入漏勺沥干油;原锅留底油适量,把炸好的肉片倒回原锅,并将调成的卤汁倒锅内,颠翻几下,淋上香油,装盘即成。

【用　法】　佐餐,随量食用。

【功　效】　养血补气,疏风解表。适用血虚感冒,也适用于气

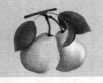

虚及气血两虚感冒。

13. 小葱煎鸡蛋

【原　　料】　鸡蛋4个,葱花、猪油、精盐、黄酒各适量。

【制　　作】　将鸡蛋打入碗中,加入黄酒、葱花和精盐,用筷子搅匀。炒锅上火,放猪油烧至五成热,倒入调好的鸡蛋液,摊成圆形,待底面煎黄,翻身再将另一面煎黄,出锅盛入盘内即成。

【用　　法】　佐餐,随量食用。

【功　　效】　养血补气,疏风解表。适用于血虚感冒,也适用于气虚及气血两虚感冒。

14. 蒜蓉苋菜

【原　　料】　苋菜500克,大蒜、辣椒油、香油、酱油、精盐、醋、白糖、味精各适量。

【制　　作】　将苋菜拣去杂质洗净;大蒜去皮,洗净拍碎,剁成蒜蓉。炒锅上火,加水煮沸,放入苋菜烫一下,捞出沥干水,放入盆内,加入适量精盐、香油拌匀,晾凉,再放入白糖、酱油、醋、味精、辣椒油、蒜蓉,拌匀即成。

【用　　法】　佐餐,随量食用。

【功　　效】　养血解表。适用于血虚感冒。

15. 蒜蓉白肉

【原　　料】　蒜蓉5克,猪腿肉250克,酱油、白糖、味精、辣椒油各适量。

【制　　作】　将猪腿肉刮洗干净,放入锅中,加水煮沸,倒掉血水,再重新加水,煮至肉熟烂,捞起晾凉,切成薄肉片,装入盆内;在煮熟的酱油中加白糖、味精、辣椒油、蒜蓉,调成卤汁,放入碟中,随猪腿肉片上桌即成。

【用　法】　佐餐,随量食用。

【功　效】　养血补气,疏风解表。适用于血虚感冒,也适用气虚及气血两虚的感冒。

16. 鸭梨烧鸡块

【原　料】　母鸡1只,鸭梨500克,酱油、黄酒、白糖、精盐、植物油、葱段、姜片、湿淀粉各适量。

【制　作】　将鸡剁去爪,剖腹掏出内脏,洗净,剁成核桃大小的块,放沸水锅中焯透捞出,用凉水冲掉血沫,控干待用;原汤上小火煮开,撇净浮沫留用。炒锅上火,放植物油烧热,放白糖炒至呈枣红色,投入葱段、姜片稍煸,倒入鸡块翻炒,视鸡块上色时烹入黄酒、酱油,倒入沸水,加入精盐、白糖、煮沸撇去浮沫,转小火煮2小时左右;鸭梨去皮,切成橘子瓣状的块,放入鸡块锅内,煮3分钟后用湿淀粉勾芡,出锅时梨块盛在盘边,鸡块盛在中间即成。

【用　法】　佐餐,随量食用。

【功　效】　养血补气,疏风解表。适用于血虚感冒,也适用气虚及气血两虚的感冒。

17. 三煲乳鸽

【原　料】　乳鸽2只,葱段、生姜、白糖、黄酒、香油、酱油、精盐各适量。

【制　作】　将乳鸽宰杀,洗净,切块,同葱段、生姜、白糖、黄酒、香油、酱油、精盐一起放入锅中,加适量清水,用大火煮沸,改用小火将锅中的汤煲干即成。

【用　法】　佐餐,随量食用。

【功　效】　养血补气,疏风解表。适用于血虚感冒,也适用气虚及气血两虚的感冒。

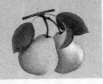

18. 山药枸杞炖鸽

【原　料】　净白鸽2只,山药25克,枸杞子15克,白酱油、黄酒、味精、鲜汤各适量。

【制　作】　将白鸽的头、脚各斩一刀,折向鸽身,然后将2只鸽排在一个汤碗中,加入山药、枸杞子,再放入鲜汤、白酱油、黄酒、味精,盖好盖,用绵纸封口放进锅中,加适量清水,用大火炖至熟烂,取出即成。

【用　法】　佐餐,随量食用。

【功　效】　养血补气,疏风解表。适用于血虚感冒,也适用气虚及气血两虚的感冒。

19. 大蒜瓣烧鸡

【原　料】　鸡肉400克,大蒜瓣200克,猪油100克,精盐、酱油、胡椒粉、鸡油、湿淀粉各适量。

【制　作】　将鸡肉去骨拍松,剞成花刀,切成块;蒜瓣切去两头,先在油锅内过一下,再上蒸笼蒸5分钟取出待用。锅内放入猪油至六成热,将鸡肉块下锅炒散,加精盐、酱油煸上味,再加鲜汤把鸡肉烧熟,然后加进大蒜瓣拌匀,再加湿淀粉、鸡油收汁,撒入胡椒粉,起锅装盘即成。

【用　法】　佐餐,随量食用。

【功　效】　养血补气,疏风解表。适用于血虚感冒,也适用气虚及气血两虚的感冒。

20. 片儿汤

【原　料】　面粉300克,猪肉100克,鸡蛋2个,白菜50克,水发黑木耳15克,葱花、姜末、酱油、精盐、味精、香油、植物油、鲜汤各适量。

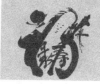

【制　作】　将面粉倒入盆内,加稍温一点的水和少许精盐和成面团,揉匀,擀成大薄片,再切成 4 厘米宽的面片;猪肉洗净,切成薄片;白菜洗净,切成小片;水发黑木耳用手撕成片。炒锅上火,放植物油烧热,下入葱花、姜末炝锅,放入猪肉片煸炒变色,再放入白菜、黑木耳,加入酱油、鲜汤煮一会儿,待锅内汤煮沸后,把面片抻拉成小片投入锅中,锅再沸后,将鸡蛋调成蛋液,用筷子贴近碗边,转圈淋入锅内,再撒入味精,淋上香油,盛出即成。

【用　法】　佐餐,随量食用。

【功　效】　养血补气,疏风解表。适用于血虚感冒,也适用气虚及气血两虚的感冒。

153

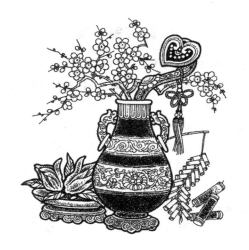

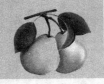

八、阴虚感冒的食疗验方

1. 姜汁蜂蜜饮

【原　　料】　鲜生姜 50 克,蜂蜜 30 克。

【制　　作】　将鲜生姜洗净,切片,加温开水适量,在容器中捣烂取汁,加入蜂蜜,调匀即成。

【用　　法】　上下午用温开水冲服。

【功　　效】　滋阴润肠,解表散寒。适用于阴虚感冒,对兼有口干、便秘者尤为适宜。

154

2. 酸辣银鱼羹

【原　　料】　小银鱼 250 克,火腿肉末 20 克,胡椒粉、泡辣椒末、葱花、姜末、蒜蓉、精盐、味精、醋、湿淀粉、黄酒、香油、香菜末、鲜汤、植物油各适量。

【制　　作】　将银鱼掐去头尾,洗净沥水,放入碗内,加精盐、黄酒、湿淀粉拌匀上浆。炒锅上中火,放植物油烧至五成热,将银鱼抖散下锅,滑至银鱼刚熟起锅,倒入漏勺内沥去余油;锅内留油适量,上火烧热,放入葱花、姜末、蒜蓉、泡辣椒末略为煸炒,随即倒入鲜汤,下精盐、味精调好味,再放火腿肉末、银鱼,煮沸后用湿淀粉勾芡,使汤汁成为清薄的羹,加入醋,撒上胡椒粉,淋上香油,起锅盛于汤盆内,最后撒上香菜末即成。

【用　　法】　佐餐,随量食用。

【功　　效】　滋阴润肠,补充钙质。适用于阴虚感冒,对兼有骨质疏松症者尤为适宜。

3. 葱油双脆

【原　料】　葱丝 40 克,海蜇皮 250 克,白萝卜 150 克,香油、味精、米醋、精盐各适量。

【制　作】　将海蜇皮反复搓洗,去掉矾、碱味,放入八成沸的水中烫脆,投入凉水后控净水,切细丝;白萝卜洗净,去皮,切成细丝,用适量精盐腌去水分,和海蜇丝同放容器里,放入精盐、白糖、醋、味精拌匀,葱丝放在海蜇丝上面,再将香油烧至七成热,浇在葱丝上,拌匀即成。

【用　法】　佐餐,随量食用。

【功　效】　滋阴清肺,化痰解表。适用于阴虚感冒,对兼有咳嗽者尤为适宜。

4. 三鲜包子

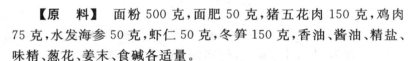

【原　料】　面粉 500 克,面肥 50 克,猪五花肉 150 克,鸡肉 75 克,水发海参 50 克,虾仁 50 克,冬笋 150 克,香油、酱油、精盐、味精、葱花、姜末、食碱各适量。

【制　作】　将猪肉剁成蓉,虾仁剁碎,冬笋切成米粒大小的丁,鸡肉切成绿豆大小的丁,海参切成比黄豆粒略大的丁;5 种主料和在一起,加调料搅拌成馅。面粉放入盆内,加入少许面肥、温水 250 毫升和成发酵面团,待酵面发起,揉匀,搓成条,揪成 30 个剂子,逐个按扁,擀成圆皮,抹馅捏成包子,上笼屉用大火蒸 15 分钟即成。

【用　法】　主食,随量食用。

【功　效】　滋阴解表。适用于阴虚感冒。

5. 三鲜烧卖

【原　料】　面粉 1 000 克,猪肉 500 克,熟糯米饭 250 克,水发

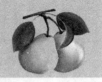

海参 250 克,对虾 200 克,酱油、黄酱、生姜末、精盐、黄酒、味精、香油各适量。

【制　作】　将猪肉洗净,剁成碎末;水发海参洗净,切成丁;对虾去掉头、皮和沙线,用水冲洗干净,切成丁;猪肉末、熟糯米饭、海参丁和虾肉丁一起放入盆中,加入酱油、黄酱、精盐、姜末、黄酒和适量凉水,搅拌均匀,再加入香油和味精,搅拌成馅;面粉放在盆中,加入开水 300 毫升烫热,稍晾,加水和成面团,揉匀后,搓成圆条,再揪成 100 个小剂子,并在面剂上稍刷一层香油;在案板上撒上一层干面,将面剂放在上面,用擀面棍擀成圆形荷叶边面皮,包入三鲜米饭馅,轻轻合拢,收口不要太紧,可露一点馅,包完后逐个摆在笼屉内,用大火蒸 5～6 分钟即成。

【用　法】　主食,随量食用。

【功　效】　滋阴解表。适用于阴虚感冒。

6. 酥皮烘糕

【原　料】　面粉 500 克,红糖、白糖、猪肥瘦肉、猪油、豆芽菜、芝麻、蜜玫瑰、花生仁、黄酒、植物油、面肥、小苏打、精盐、味精各适量。

【制　作】　将红糖用清水溶化成糖水,加面肥化开搅匀,慢慢倒入面粉,用筷子搅成糊糊,加入苏打拌匀,饧 30 分钟;芝麻炒熟后擀成细面;花生仁炒熟后去皮,研成碎粒;玫瑰切细丝,加白糖拌匀;猪肉切小丁,加精盐、黄酒搅拌均匀,再腌渍 5 分钟;豆芽菜洗净,切碎。锅内放猪油,烧至六成热,放入猪肉丁煸炒,炒散后加豆芽菜炒熟起锅,加入芝麻、花生仁、玫瑰丝,拌匀成馅;平底锅放火上烧热,刷上植物油,舀一勺面浆放锅内摊平,半边放馅,将面皮对折,烤熟即成。

【用　法】　主食,随量食用。

【功　效】　滋阴解表。适用于阴虚感冒。

7. 百果油糕

【原　料】　面粉 1 000 克,面肥 100 克,白糖 300 克,青梅、葡萄干、瓜子仁、核桃仁、蜜枣、猪油、食碱各适量。

【制　作】　将面肥倒入盆内,用温水调匀,加入面粉和水,和成面团发酵,待面团发起,加入食碱揣揉均匀;青梅、蜜枣和核桃仁切成丁,与葡萄干、瓜子仁和白糖一起放入酵面内,反复揉均匀;揉好的面团搓成长条,揪成 50 克 1 个的剂子,用 20 个小碗,在碗内逐个均匀地抹上一层猪油,再将剂子揉成馒头形状,光面朝下放在碗内,用湿布盖好,进行第二次发酵;待面坯膨胀后即可扣在笼屉上,去掉碗,上大火蒸 20 分钟即熟。

【用　法】　主食,随量食用。

【功　效】　滋阴解表。适用于阴虚感冒。

8. 乌鱼粥

【原　料】　粳米 100 克,乌鱼肉 150 克,葱花、姜末、蒜蓉、黄酒、精盐、味精、香油、胡椒粉各适量。

【制　作】　将粳米中的杂质拣净,用清水洗净;乌鱼肉用清水反复洗净,切成小丁。煮锅洗净,放入粳米、乌鱼肉,加清水适量,用大火煮沸,撇去浮沫,加入黄酒、葱花、姜末、蒜蓉、精盐,煮粥,待粥快煮好时,再调入味精、香油、胡椒粉,稍煮片刻,起锅即成。

【用　法】　早晚趁热分食。

【功　效】　滋阴解表,健脾利水。适用于阴虚感冒,对兼有水肿者尤为适宜。

9. 甲鱼糯米粥

【原　料】　甲鱼 1 只(约 500 克),糯米 100 克,鲜汤、精盐、黄酒、植物油、胡椒粉、葱段、姜片各适量。

157

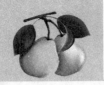

【制　作】　将甲鱼宰杀后,用刀剁去头,去掉硬盖、尾及爪尖,弃肠杂,用清水洗净,剁成小块,在开水锅中略煮一下,捞出,用刀慢慢地刮去黑皮,再清洗一遍。炒锅上火,放植物油烧至八成热,投入甲鱼块,迅速翻炒约3分钟,无血水时,加入黄酒、葱段、姜片、鲜汤,用大火煮沸,转用小火炖烂后,将葱段、姜片拣去不用,加入洗净的糯米、精盐,调整水量,小火煮成粥,最后调入胡椒粉,拌匀即成。

【用　法】　早晚趁热分食。

【功　效】　滋阴解表,健脾利水。适用于阴虚感冒,对兼有水肿者尤为适宜。

10. 芝麻香菜面

【原　料】　芝麻50克,面条250克,香菜50克,海带25克,虾子15克,酱油、白糖、精盐各适量。

【制　作】　将面条放入开水锅中煮熟,投凉水中过凉,沥干;海带洗干净,切成细丝,放入锅内,加水,置火上煮沸,放入虾子、酱油、精盐、白糖,再煮沸,离火晾凉成调味汁;芝麻放热锅内炒熟;香菜洗干净,切碎;把面条装入碗中,倒入制好的调味汁,再撒上炒熟的芝麻和香菜即成。

【用　法】　主食,随量食用。

【功　效】　滋阴解表,补肾开胃。适用于阴虚感冒,对兼有头昏、腰膝酸痛者尤为适宜。

11. 芝麻酱拌生菜

【原　料】　芝麻酱50克,生菜400克,香油、虾子、酱油、辣椒油、精盐、味精、白醋、白糖各适量。

【制　作】　将生菜择洗干净,沥干水,再用凉开水过一下,切成段,放入盘内;芝麻酱用凉开水调匀,加入虾子、酱油、精盐、辣椒油、白醋、白糖、味精、香油,调和成汁,浇在生菜上,拌匀即成。

【用　法】　佐餐,随量食用。

【功　效】　滋阴清热。适用于阴虚感冒。

12. 葱烧海参

【原　料】　大葱白 100 克,水发海参 500 克,植物油、酱油、黄酒、白糖、味精、湿淀粉、鲜汤各适量。

【制　作】　将海参洗净,切成两条,下沸水锅中氽透捞出,控净水;大葱白切成段。锅上火烧热,加适量底油,下入葱段煸炒至呈金黄色,烹黄酒,加酱油、鲜汤,再加白糖、味精,下入氽过的海参,大火煮沸,撇去浮沫,转小火煮至入味,见汤汁稠浓时,大火勾芡,淋入明油,翻炒均匀,出锅装盘即成。

【用　法】　佐餐,随量食用。

【功　效】　滋阴补肺,祛风解表。适用于阴虚感冒。

13. 大蒜干贝

【原　料】　大蒜头 125 克,干贝 150 克,鸡汤、葱段、姜片、精盐、味精、香油、黄酒、猪油、湿淀粉各适量。

【制　作】　将干贝洗净,盛碗内,加鸡汤、黄酒、上笼蒸烂;大蒜头去皮,洗净,放入五成热的油锅中炸一下捞出,盛入碗内,也上蒸笼蒸熟;姜片、葱段拍松。炒锅上大火,放油烧至五成热,下入姜片、葱段炒香,倒入鸡汤煮沸后,捞去姜片、葱段,放入干贝、大蒜,加精盐及余下的黄酒同煮片刻,将大蒜捞出盛于菜盘的外沿;锅内放味精、湿淀粉勾成薄芡,淋入香油,起锅盛入盘中即成。

【用　法】　佐餐,随量食用。

【功　效】　滋阴补肾,发散风寒。适用于阴虚感冒。

14. 葱烧肥鸭

【原　料】　肥嫩鸭 1 只,香菇 25 克,冬笋 25 克,葱段、白糖、

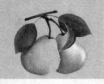

酱油、味精、鲜汤、植物油、黄酒、湿淀粉、香油各适量。

【制　作】　将鸭宰杀，去毛，在颈右边近翼处开一个小孔，挖出内脏后洗净；黄酒、酱油对成汁，涂匀鸭身，晾干，使之呈红褐色；香菇、冬笋洗净后切成片，放入沸水锅焯熟，取出待用；葱切段及葱花。炒锅上小火，放植物油烧至九成热，将鸭和葱段下锅油炸，翻匀鸭身，两面炸至呈金黄色，起锅倒进漏勺沥油；将油鸭的头、翅膀、脚掌剁下装一小碗；鸭颈剁下切成小段，与过油葱段一并填入鸭腹内，然后装入大碗，加上酱油、黄酒、白糖、味精、鲜汤。将装好的两碗同时上笼，用大火蒸 2 小时取出，滗出蒸汁，留下待用；将蒸烂的鸭身扣入大盘中，鸭头、翅膀、脚掌按鸭形摆好，鸭身铺上香菇、笋片、葱花。炒锅上大火，倒入蒸鸭原汁煮沸，用湿淀粉调稀勾芡，淋在鸭上，再浇上香油即成。

【用　法】　佐餐，随量食用。

【功　效】　滋阴补肾，发散风寒。适用于阴虚感冒。

15. 葱油海蜇

【原　料】　水发海蜇 600 克，葱油 15 克，葱丝 10 克，香菜、红樱桃、香油、精盐、味精、醋、黄酒各适量。

【制　作】　将海蜇放入 80℃ 热水中，烫至起花即捞出过凉，片成薄片，洗净沥干水，加入以上调料，拌匀装盘，点缀上香菜、红樱桃即成。

【用　法】　佐餐，随量食用。

【功　效】　滋阴清热，化痰解表。适用于阴虚感冒，对兼有咳嗽、吐痰稠者尤为适宜。

16. 蒜蓉木耳菜

【原　料】　净木耳菜 500 克，葱花、姜末、蒜蓉、植物油、黄酒、精盐、味精各适量。

【制　作】　将木耳菜洗净,控净水。炒锅上火,放油烧热,下入葱花、姜末炝锅,放入木耳菜煸炒,加黄酒、精盐、味精调好味,淋上明油,撒上蒜蓉,出锅装盘即成。

【用　法】　佐餐,随量食用。

【功　效】　滋阴润燥,疏风解表。适用于阴虚感冒。

17. 蒜瓣河鳗

【原　料】　活河鳗1 000克,大蒜瓣60克,酱油、白糖、味精、精制植物油、葱花、姜末、黄酒各适量。

【制　作】　将活河鳗宰杀,用沸水泡去黏液,去肠及头尾,然后将河鳗切成段,备用;大蒜瓣洗净后修去两端,待用。炒锅上大火,放植物油烧热,投入蒜瓣后改用小火,将蒜瓣熬至呈微黄色,装入小碗;炒锅烧热,放油烧至七成热,将河鳗段倒入锅中滑油后,倒入漏勺,沥去油;原锅中加适量油,放入葱花、姜末,再加入河鳗段、黄酒,加盖略焖片刻,然后加入酱油、白糖及清水(以没过河鳗为宜),大火煮沸后撇去浮沫,再用小火,加盖焖熟后加入蒜瓣,用微火继续焖40分钟左右,淋上蒜油,起锅装盆即成。

【用　法】　佐餐,随量食用。

【功　效】　滋阴补肾,发散风寒。适用于阴虚感冒。

18. 蒜香河蚌

【原　料】　蒜蓉100克,河蚌500克,鲜柠檬1只(约100克),精盐、味精、白糖、酱油、香菜末、葱花、姜末各适量。

【制　作】　将锅内放入酱油、精盐、白糖、味精,煮沸装碗,待用;鲜柠檬挤出柠檬汁,备用。河蚌用刀排刻,改刀成菱形块,放入漏勺,置于煮沸的水中,随即捞起装盆,然后倒入调味汁,面上放用油爆过的蒜蓉、葱花、姜末,再撒上香菜末,淋上柠檬汁即成。

【用　法】　佐餐,随量食用。

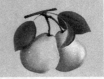

【功　效】　滋阴补肾,发散风寒。适用于阴虚感冒。

19. 生姜爆鸭丝

【原　料】　熟鸭子 500 克,嫩生姜 100 克,青蒜苗 50 克,红甜椒 50 克,酱油、白糖、植物油各适量。

【制　作】　将鸭剔骨,切成丝。炒锅置大火上,待油烧热,放入鸭丝煸炒,加入姜丝、甜椒丝炒至断生,放入酱油、白糖、青蒜苗,炒出香味,起锅即成。

【用　法】　佐餐,随量食用。

【功　效】　滋阴补肾,发散风寒。适用于阴虚感冒。

20. 姜汁松花蛋

【原　料】　松花蛋 5 个,姜汁、姜丝、香醋、酱油、精盐、香油、胡椒粉各适量。

【制　作】　将松花蛋切成西瓜瓣,旋转摆入盘中,上面放入细姜丝,将姜汁、香醋、酱油、精盐、胡椒粉放入小碗中,对成调味汁,浇在松花蛋上即成。

【用　法】　佐餐,随量食用。

【功　效】　滋阴补肾,发散风寒。适用于阴虚感冒。

21. 焖蚝豉

【原　料】　鲜蚝 20 只,豆豉 50 克,蒜蓉、黄酒、生姜汁、猪网油、植物油、精盐各适量。

【制　作】　将鲜蚝在开水中滚过,去壳,在凉水中浸透,去尽泥沙,入干锅,用黄酒和生姜汁适量同焙;焙后用猪网油小片包好,投入沸油中炸一下,沥油;再将爆过的蚝肉放在砂锅中,加入豆豉、蒜蓉、黄酒和精盐,隔水蒸到极烂即成。

【用　法】　佐餐,随量食用。

【功　效】　滋阴清热,醒脾开胃。适用于阴虚感冒,对兼有食欲不佳尤为适宜。

22. 姜片鸭

【原　料】　烧鸭1只,嫩姜、香油、白糖、味精、精盐、白醋各适量。

【制　作】　将嫩姜用清水洗净,放入砂锅中,加入精盐、白糖、白醋,腌渍1小时左右,再切成薄片;烧鸭去净骨头,切成薄片,在鸭片内加入味精、香油;将烧鸭、嫩姜用味精、香油拌匀,以一片烧鸭一片嫩姜依次排叠起来装盆,将腌渍的卤汁煮沸后浇在鸭片上即成。

【用　法】　佐餐,随量食用。

【功　效】　养阴生津,疏风解表。适用于阴虚感冒。

23. 柑橘鸭

【原　料】　净鸭1只(约2000克),柑橘500克,玉米粉、橘子酱、橘子酒、精盐、胡椒粉、鸡汤各适量。

【制　作】　将净鸭内外撒精盐、胡椒粉,放烤盘内入烤炉烤制,烤时不断地翻转,并浇上烤鸭汁,熟后取出,剁成块;原汁倒在锅内加热,倒入橘子酱和少许鸡汤,用大火煮沸,用玉米粉调好稠度,加上少许橘子酒调好口味;食前把剁好的鸭块放在盘内,上面码上橘子瓣,浇上橘子酒,周围用橘子瓣围边装饰即成。

【用　法】　佐餐,随量食用。

【功　效】　养阴生津,疏风解表。适用于阴虚感冒。

24. 西瓜鸭

【原　料】　光鸭1只(约1250克),西瓜1个(约1500克),干贝25克,笋片25克,火腿肉25克,黄酒、精盐、鸭油各适量。

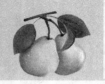

【制　作】　将西瓜切去顶盖,挖去瓤,留壳约 0.6 厘米厚,勿破裂。鸭子剁成小骨牌块,鸭肫切成薄片。先将鸭油入锅熬煎,随将鸭块、鸭肫、干贝、笋片、火腿肉片入锅,加黄酒、精盐同炒,至八成熟,然后倾入西瓜内,加顶盖,以棉纸打湿封好,置大砂锅中,放五成水,用大火炖半小时,待瓜皮由绿转黄时即成。

【用　法】　佐餐,随量食用。

【功　效】　滋阴清暑。适用于阴虚感冒,对暑天阴虚感冒尤为适宜。

25. 子姜鸭片

【原　料】　鸭脯肉 250 克,子姜片 75 克,熟冬笋片 50 克,鸡蛋 1 个,葱段、酱油、精盐、味精、白糖、黄酒、醋、湿淀粉、鲜汤、胡椒粉、植物油、香油各适量。

【制　作】　将鸭脯肉片成柳叶片,装入盘内,放入鸡蛋清、精盐、黄酒、味精、湿淀粉,拌匀浆好。炒锅放中火上,放少许植物油,待油温达到四成热时,放入鸭脯肉片,划开,倒入漏勺沥油;炒锅上火,放植物油烧热,下葱段煸炒几下,把子姜片、冬笋片、鸭片下锅,翻炒几下,倒入用酱油、精盐、白糖、醋、黄酒、味精、鲜汤、湿淀粉、胡椒粉调成的汁,翻炒几下,淋上香油,装盘即成。

【用　法】　佐餐,随量食用。

【功　效】　养阴生津,疏风解表。适用于阴虚感冒。

26. 珍珠汤

【原　料】　面粉 250 克,水发海参 10 克,水发玉兰片 10 克,油菜 25 克,火腿肉 15 克,熟鸡肉 10 克,鸡汤、猪油、葱花、黄酒、酱油、精盐、味精各适量。

【制　作】　将面粉倒入盆内,用凉水和好,揉成面团,擀成面片,切成小丁,撒上干面粉,过筛去掉干面,放在盘内;水发海参、玉兰片、鸡肉、火腿肉都切成小片；油菜择洗干净，也切成片。炒锅上火，倒入猪油烧热，用葱花炝锅，放入海参片、鸡肉片、玉兰片、火腿肉片和油菜煸炒，烹入黄酒和酱油，对入鸡汤煮沸，将面丁倒入锅内，煮至面丁浮起，调入精盐、味精即成。

【用　法】　佐餐，随量食用。

【功　效】　滋阴解毒。适用于阴虚感冒。

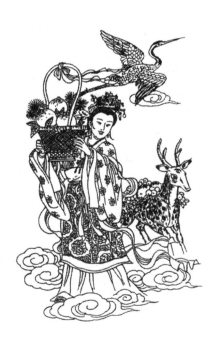

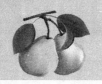

九、阳虚感冒的食疗验方

1. 虾米米粥

【原　料】　粳米 200 克,虾米 50 克,韭菜 25 克,姜末、精盐、味精、猪油各适量。

【制　作】　将虾米拣去杂质,用温水浸泡半小时,再用清水洗净,沥干;韭菜摘去老黄叶,清水浸泡 5 分钟,再洗净,切成 1 厘米长的段。粳米淘洗干净,直接放入锅内,加适量清水,先用大火煮沸,再用小火煮至米粒开花时,加入虾米、姜末、韭菜段、猪油、精盐、味精,一同煮成粥即成。

【用　法】　早晚分食。

【功　效】　助阳解表。适用于阳虚感冒。

2. 鲜虾韭菜粥

【原　料】　鲜活河虾 50 克,鲜嫩韭菜 50 克,糯米 50 克,精盐、味精、胡椒粉各适量。

【制　作】　将洗净的河虾、糯米入砂锅,加水煮粥,待粥熟时加入洗净切好的韭菜段,煮 1～2 沸,加入精盐、味精、胡椒粉调味即成。

【用　法】　佐餐,随量食用。

【功　效】　助阳补肾,疏风解表。适用于阳虚感冒。

3. 羊肉杂面

【原　料】　黄豆粉 200 克,羊肉 1 000 克,绿豆粉 800 克,酱油、精盐、葱段、姜块、花椒、大茴香、香菜、酸菜丝各适量。

【制　作】　将绿豆粉和黄豆粉掺匀,加水和成硬面团,制成细面条;羊肉洗净,切成小块,放入开水锅中汆至半熟,将肉捞出,去掉锅中原汤杂物。将酱油、精盐、葱段、姜块、花椒、大茴香及汆过的羊肉块一同放入锅内,加适量水,用小火炖至肉烂为止;锅上火,放水煮沸,下入面条,煮熟后捞出装碗,浇上羊肉汤,放入炖的羊肉及香菜末、酸菜丝即成。

【用　法】　早晚分食。

【功　效】　助阳发汗。适用于阳虚感冒。

4. 狗肉小麦仁粥

【原　料】　狗肉 500 克,小麦仁(即去皮的小麦)100 克。

【制　作】　将狗肉洗净并切成小块,与淘净的小麦仁同入锅中,加水煮成粥即成。

【用　法】　早晚分食。

【功　效】　助阳发汗。适用于阳虚感冒。

5. 葱油海米汤面

【原　料】　葱 50 克,细面条 250 克,小海米 10 克,酱油、姜片、精盐、香油、味精、黄酒各适量。

【制　作】　将葱洗净,30 克切成细末,20 克切成段;把小海米洗净入锅,放入葱段、姜片、精盐、黄酒和适量水,煮沸 10 分钟左右,再加入酱油,煮沸后离火,捞出葱段、姜片不用,加入味精,备用。炒锅上火,放入香油烧热,下入葱末炒出香味后起锅,倒入小碗内;煮锅内加水,煮沸后下入面条,用筷子拨散,煮熟后分别捞入锅内,用小勺浇入适量葱油,然后再浇入一勺海米汤即成。

【用　法】　主食,随量食用。

【功　效】　补肾助阳,发散风寒。适用于阳虚感冒。

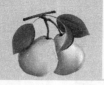

6. 大葱羊肉炒面

【原　料】　面条 500 克,羊肉 200 克,大葱 100 克,酱油、精盐、黄酒、姜丝、蒜片、味精、植物油各适量。

【制　作】　将羊肉洗净,切成丝;大葱洗净,切丝;面条入开水锅中煮熟,捞出,投入凉开水中,过凉,沥干水。炒锅上火,放植物油烧热,下入羊肉丝快速翻炒,加入姜丝、蒜片、酱油、葱丝,炒出香味后,放入面条,加黄酒、精盐、味精,迅速翻炒出锅,装盘即成。

【用　法】　主食,随量食用。

【功　效】　助阳散寒,疏风解表。适用于阳虚感冒。

7. 羊肉辣子面

【原　料】　青辣椒 50 克,面条 500 克,净羊肉 200 克,蒜苗 10 克,香菜 20 克,植物油、精盐、酱油、黄酒、味精各适量。

【制　作】　将面条放入开水锅中煮熟,捞入碗中;羊肉洗净切丝,辣椒也切丝,蒜苗洗净后切碎末,香菜洗净后切段。炒锅上火,放油烧热,放入辣椒丝过油捞出;锅留底油,再放羊肉丝煸炒,下入酱油、精盐、黄酒,放入辣椒丝、味精拌匀,把炒好的羊肉辣椒放面条上,再加蒜苗末、香菜段,拌匀即成。

【用　法】　主食,随量食用。

【功　效】　助阳散寒,疏风解表。适用于阳虚感冒。

8. 肉丝蒜苗炒面

【原　料】　面条 500 克,猪肉丝 20 克,蒜苗 100 克,姜丝、面酱、湿淀粉、精盐、黄酒、味精、鲜汤、植物油各适量。

【制　作】　将面条上屉蒸透,取出挑散;蒜苗洗净,切段;猪肉丝中放入黄酒、湿淀粉、精盐,拌匀上浆。炒锅上火,放油烧热,下入肉丝滑开,放入姜丝、面酱炸熟,再放入蒜苗段、精盐、黄酒、鲜汤,煮沸后放入面条,转小火焖几分钟,调入味精,拌匀即成。

【用　法】　主食,随量食用。

【功　效】　助阳散寒,疏风解表。适用于阳虚感冒。

9. 羊肉葱椒面

【原　料】　面粉 500 克,羊肉 200 克,鸡蛋 1 个,粉丝 50 克,番茄 100 克,葱头 100 克,柿子椒 100 克,熟羊肉汤 500 毫升,胡椒粉、醋、精盐、味精各适量。

【制　作】　将面粉放入盆内,打入鸡蛋,放水搅拌,和成面团,饧 10 分钟,擀成薄片,切成面条;羊肉洗净,切丁;粉丝用温水泡好,切成段;番茄、柿子椒、葱头均切成丁;炒锅上火,放入羊肉汤,煮沸后,下入面条,稍煮后,将羊肉丁、粉丝、番茄丁、葱头丁、柿子椒丁一同放入锅内,再放入适量胡椒粉、醋、精盐、味精,调好味后出锅装碗即成。

【用　法】　主食,随量食用。

【功　效】　助阳散寒,疏风解表。适用于阳虚感冒。

10. 开洋榨菜面

【原　料】　细面条 300 克,海米 20 克,榨菜 50 克,香菜、熟猪油、酱油、精盐、味精各适量。

【制　作】　将榨菜洗去辣味,切丝后用开水烫一下;海米用开水泡发;香菜择洗干净,切小段。煮锅上火,加入适量水,煮沸后下入面条,煮至八成熟时,加入酱油、精盐、味精,略煮,撇去浮沫,盛入碗内,榨菜丝、海米撒在面条上,浇上熟猪油,撒入香菜段,拌匀即成。

【用　法】　主食,随量食用。

【功　效】　助阳散寒,疏风解表。适用于阳虚感冒。

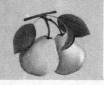

11. 葱油饼

【原　　料】　葱花 20 克,面粉 100 克,精盐、植物油各适量。

【制　　作】　将面粉过筛后分装两只碗内,一碗用开水烫熟,一碗用冷水合成面团,然后将两块面掺和一起反复揉透,盖好湿布静置 20 分钟;面团放在案板上,用擀棍擀成圆皮,在圆皮上抹上油,再撒上精盐和葱花,由上向下卷成圆筒形,再从右到左将圆筒形卷成包袱形,静置片刻,擀成大圆饼。煎锅烧热后放植物油,将饼坯放锅内,煎至两面呈金黄色捡出,从饼中间提起拍松,再放在案板上,对角切 3 刀成 6 块即成。

【用　　法】　主食,随量食用。

【功　　效】　助阳散寒,疏风解表。适用于阳虚感冒。

12. 羊肉包子

【原　　料】　面粉 500 克,面肥 50 克,羊肉、白菜各 250 克,香油、酱油、面酱、精盐、葱花、姜末、花椒水、食碱各适量。

【制　　作】　将面肥放入盆内,加温水 250 毫升调匀,放入面粉和成发酵面团,待酵面发起,加入碱水,揉透揉匀,略饧;白菜洗净剁碎,挤去水分;羊肉去掉筋膜,剁碎,放入盆内,加入酱油、精盐、花椒水,顺一个方向搅拌,见有黏性,加入葱花、姜末,再拌入白菜馅、面酱和香油,搅匀;面团放案板上揉匀,搓成条,揪成 20 个剂子,擀成圆皮,逐个放入拌好的羊肉馅,四周捏成小褶,收拢口,上笼屉用大火蒸 15 分钟即成。

【用　　法】　主食,随量食用。

【功　　效】　温阳补肾,疏风解表。适用于阳虚感冒。

13. 状元水饺

【原　　料】　面粉 500 克,猪肉 400 克,虾仁 100 克,葱花、酱油、鲜姜末、精盐、味精、香油各适量。

【制　作】　将猪肉洗净,剁成肉末;虾仁洗净,沥水,切碎;将猪肉末入盆,加入虾仁、葱花、姜末、酱油、精盐、味精,再分次加水350毫升,顺一个方向搅匀,待搅出黏性,再放入香油拌匀成馅料;面粉放盆中,加清水和成较硬的凉水面团,揉匀揉透,盖湿布饧面片刻,在案板上稍揉几下,搓成长条,揪成均匀的小剂子,擀成圆形面皮,包上馅料,先把边捏紧(边要窄小),再用拇指和食指将边部折成褶纹,即成状元水饺生坯。汤锅上大火,加水煮沸,下入饺子生坯,边下边用漏勺将饺子顺着一个方向轻轻推动,煮5分钟,待饺子熟透捞出装盘即成。

【用　法】　主食,随量食用。

【功　效】　温阳补肾,疏风解表。适用于阳虚感冒。

14. 韭菜羊肉水饺

【原　料】　面粉500克,韭菜750克,羊里脊肉200克,黄花菜30克,黑木耳15克,冬笋90克,酱油、精盐、姜末、黄酒、香油各适量。

【制　作】　将羊肉剁成肉末,放入大碗,加酱油、精盐、姜末、黄酒搅匀;黑木耳、黄花菜用温水发泡,洗净,切末;冬笋切末。将上述各料放入大碗拌匀,并调入香油,可稍加清水,直到馅稠稀适宜;面粉加水适量,和成面团,按常法擀成饺皮,包馅成水饺,水饺下锅煮熟即成。

【用　法】　主食,随量食用。

【功　效】　助阳补肾,疏风解表。适用于阳虚感冒。

15. 羊肉烧卖

【原　料】　面粉1 000克,羊肉500克,熟糯米饭250克,葱末、生姜、黄酒、酱油、精盐、味精、香油各适量。

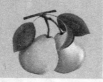

【制　作】　将羊肉洗净,剁成肉末,放入盆内,加入熟糯米饭、酱油、精盐、黄酒和姜汁水(生姜去皮,切末,加水挤汁),搅拌上劲,加水搅拌均匀,放入葱末、香油和味精,拌成馅;将面粉放入盆内,加开水 300 毫升,拌成雪花片状,摊凉,再洒水 50 毫升,饧 15 分钟后反复揉匀,揪成 50 克 4 个的剂子,按扁,撒些干面,擀成荷叶边状薄皮。擀好的面皮抖下干面粉,逐一包入羊肉米饭馅,轻轻捏拢(不收口)做成烧卖坯;将烧卖坯放入笼屉内,加盖用大火蒸 10 分钟即熟。

【用　法】　主食,随量食用。

【功　效】　温阳补肾,疏风解表。适用于阳虚感冒。

16. 猪肉韭菜馅饼

【原　料】　面粉 500 克,猪肉 350 克,韭菜 300 克,植物油、香油、精盐、味精、姜末各适量。

【制　作】　将面粉放入盆内,加入冷水和少许精盐,和成面团,稍饧;猪肉剁成末;韭菜切碎。猪肉末放入盆内,加入生姜末、精盐、味精、香油和少许水,搅至肉馅发黏,加入韭菜末,拌匀成馅;将面团搓成条,揪成 10 个剂子,把剂子按扁,包入馅料,收严口,用手按成圆形小饼。平底锅上中火烧热,淋入植物油,把小饼摆入锅内,用小火将两面反复煎烙,待饼鼓起即成。

【用　法】　主食,随量食用。

【功　效】　温阳补肾,疏风解表。适用于阳虚感冒。

17. 鸳鸯水饺

【原　料】　面粉 500 克,猪肉末 100 克,蟹黄、净虾肉各 75 克,鸡脯肉 125 克,水发海参 50 克,鸡蛋 4 个,菜馅 50 克,香油、酱油、鲜汤、韭菜末、葱花、姜末、精盐、味精、猪油各适量。

【制　作】　将猪肉末用鲜汤搅开,加入酱油,搅至有黏性时,加入葱花、姜末、精盐、味精、猪油、香油,搅匀,然后加入切碎的蟹黄、菜馅、韭菜末,拌匀成猪肉蟹黄馅;另将鸡脯肉剁碎,用鲜汤搅开,加入酱油搅至较浓稠,加入剩余的葱花、姜末、精盐、味精、猪油、香油,再放入切碎的虾肉、海参,搅匀成鸡肉虾肉馅;将鸡蛋打破,鸡蛋清、蛋黄分置两个碗内,搅匀,再分别与 250 克面粉和成面团,略饧片刻,上案揉匀,然后各搓成长条,分别切成 50 个剂子,按扁,擀成圆皮;将猪肉蟹黄馅抹在黄面皮中间,捏成月牙形,再将鸡肉虾肉馅抹在白面皮中间,捏成月牙形。然后,将两种饺子肚与肚对在一起,捏拢两个边角处,周边捏成单榴或双榴花边,下入开水锅内煮熟即成。

【用　法】　主食,随量食用。

【功　效】　温阳补肾,疏风解表。适用于阳虚感冒。

18. 虾仁肉丁蒸饺

【原　料】　面粉 500 克,虾仁 100 克,猪肉 300 克,青菜 100 克,酱油、香油、味精、精盐、葱花、姜末、香菜各适量。

【制　作】　将虾仁和猪肉切成小丁;青菜洗净,剁细,挤去水;香菜洗净,切末。将这些原料加入香油、葱花、姜末、酱油、精盐、味精和香菜末一起搅拌,调制成馅;面粉 200 克用沸水拌和成面团,另 300 克面粉用凉水和好,再将两块面团合在一起揉匀,搓成长条,揪成 40 个小剂子,按扁擀成圆皮,放馅包成饺子形,捏上花边。将捏好的饺子装入蒸笼中,用大火蒸约 15 分钟即成。

【用　法】　主食,随量食用。

【功　效】　温阳补肾,疏风解表。适用于阳虚感冒。

19. 鲜姜炒羊肉丝

【原　料】　羊肉 200 克,嫩姜 50 克,青蒜苗 40 克,甜椒 50 克,黄酒、酱油、精盐、湿淀粉、甜面酱、植物油各适量。

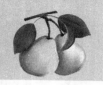

【制　作】　将羊肉洗净,切成粗丝,放在碗中,加黄酒、精盐拌匀;嫩姜、甜椒(去子、蒂)切丝;湿淀粉、酱油放入碗内调成芡汁。炒锅上大火,放植物油烧热后煸炒甜椒丝至半熟,盛入碗内;炒锅上大火,放油烧至七成热,加入羊肉丝炒散,再加入嫩姜丝、甜椒丝及切段的青蒜苗略炒,加甜面酱炒匀,对入芡汁,颠翻数下即成。

【用　法】　佐餐,随量食用。

【功　效】　温补脾肾,散寒解表。适用于阳虚感冒。

20. 鲜姜子鸡块

【原　料】　鲜姜片 50 克,净子鸡肉 400 克,甜酱瓜 25 克,植物油、黄酒、酱油、白糖、精盐、味精、青豆、湿淀粉、香油各适量。

【制　作】　将子鸡肉洗净,剁成块;甜酱瓜、姜片分别切成指甲片。炒锅上火,放植物油烧至四成热,将鸡块、甜酱瓜片、姜片倒入,煸炒出香味后,加黄酒、酱油、白糖、精盐和清水,煮沸后,用小火煮 15 分钟再用大火收浓卤汁,下入味精、青豆,用湿淀粉勾芡,淋上香油即成。

【用　法】　佐餐,随量食用。

【功　效】　温补脾肾,散寒解表。适用于阳虚感冒。

21. 姜汁扁豆

【原　料】　鲜嫩扁豆 500 克,鲜姜、香油、精盐各适量。

【制　作】　将扁豆掐去两头及筋,用清水洗净;鲜姜刮去皮,洗净,切成细末。炒锅上火,加水煮沸,放入扁豆烫熟,捞出,放入凉水中投凉,捞出沥水;扁豆放入盆内,加入精盐、香油、姜末拌匀,腌 30 分钟,放入盘内即成。

【用　法】　佐餐,随量食用。

【功　效】　散寒解表,温阳健脾。适用于阳虚感冒,对兼有乏力、便溏不成形者尤为适宜。

22. 姜丝猪肉

【原　料】　猪里脊肉 300 克,鲜姜 50 克,植物油、精盐、味精、黄酒、白糖、苏打、鸡蛋清、鲜汤、湿淀粉各适量。

【制　作】　将猪里脊肉切成丝,放入苏打水中浸泡 10 分钟;鲜姜去皮洗净,切成与猪肉丝相似的丝;用小碗加精盐、味精、黄酒、白糖、鲜汤和湿淀粉调成芡汁。炒锅上火,放油烧至三成热,下入浆过的肉丝滑散滑透,倒入漏勺,控净油;锅留适量底油,下入姜丝煸炒,再放肉丝,浇入调好的白色芡汁,翻炒均匀,淋上明油,出锅装盘即成。

【用　法】　佐餐,随量食用。

【功　效】　温阳补气,解表散寒。适用于阳虚感冒,对气虚感冒也适宜。

23. 大葱狗肉煲

【原　料】　大葱 100 克,狗腿肉 1500 克,白萝卜 300 克,芹菜 150 克,黄酒、桂皮、大茴香、花椒、丁香、干椒、生姜、白糖、大蒜头、精盐、酱油、植物油、鲜汤、湿淀粉、胡椒粉、味精、青蒜、香油各适量。

【制　作】　将狗腿肉拆骨剁块,下沸水锅氽后,捞出用凉水冲凉,沥干水;桂皮、大茴香、花椒、丁香洗净,用纱布包好;芹菜洗净,切段;萝卜洗净,切块;大葱切滚刀块。炒锅上火,放植物油烧至八成热,将沥干水的狗肉块下入油锅,滑至断生,倒入漏勺内沥油;原锅留余油,放入白糖,炒至翻白泡时放入大蒜头、干椒煸香,将沥油后的狗肉回锅,煸炒至皮皱,加黄酒、生姜、精盐、酱油、白糖,放鲜汤淹没狗肉,用大火煮沸,撇去浮沫,放入萝卜块、芹菜段和纱布包,转小火焖煮 1 小时,至卤汁稠浓、狗肉熟烂入味时,捞出纱布包;炒锅上火,放油烧热,下入大葱爆香,盛进狗肉锅内,放入胡椒

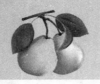

粉、味精,用湿淀粉勾薄芡,盛入放有青蒜和香油的热煲内,盖上煲盖即成。

【用　法】　佐餐,随量食用。

【功　效】　温补脾肾,散寒解表。适用于阳虚感冒。

24. 蒜蓉大虾

【原　料】　蒜蓉 100 克,大虾 500 克,香葱 500 克,番茄 1 个,胡萝卜 1 根,香菜 25 克,蒜蓉、精盐、味精、植物油、白糖各适量。

【制　作】　将香葱绿色部分切成 3 厘米长的段,垫于盆底,围成圈;大虾剪去须,中段过壳,用刀片开,去肠,使虾尾从中间翻穿,加入蒜蓉、味精、精盐、白糖拌匀,按只排在葱段上;上蒸笼用沸水大火蒸 5 分钟,取出后刷上植物油;番茄刻成荷花状,加上胡萝卜花、香菜叶作点缀。

【用　法】　佐餐,随量食用。

【功　效】　温补脾肾,散寒解表。适用于阳虚感冒。

25. 核桃素鸡块

【原　料】　水面筋 300 克,核桃 100 克,水发香菇 50 克,净莴苣 50 克,豌豆苗 10 克,鸡蛋 2 个,白糖、姜末、植物油、精盐、味精、胡椒粉、鲜汤各适量。

【制　作】　将核桃仁用沸水焯去皮,掰成小块;莴苣切成梳背片;香菇洗净,切成厚片;豆苗洗净;鸡蛋打入碗内,加干淀粉调成糊;水面筋撕成片,逐片包入两小块核桃仁,放入开水中煮 5 分钟捞出,即成素鸡块。炒锅上中火,放油烧至六成热,将素鸡块挂上蛋糊,放入油锅中炸至呈金黄色,捞出沥净油;锅中留底油,下姜末、香菇片、莴苣片煸炒,再加鲜汤、精盐、白糖、胡椒粉、味精煮沸,放入素鸡块,烧入味时再放豌豆苗,用湿淀粉勾芡,淋入明油装盘即成。

【用　　法】　佐餐,随量食用。

【功　　效】　温补脾肾,散寒解表。适用于阳虚感冒。

26. 丝瓜面筋

【原　　料】　丝瓜 500 克,油面筋 15 克,植物油、素汤、香油、湿淀粉各 15 克,精盐、白糖、味精各适量。

【制　　作】　将丝瓜削去青皮,洗净后分成两片,挖去子,切成片;每只面筋切成两片。锅上火,放植物油烧至八成热,倒入丝瓜片煸炒几下,加入精盐、白糖和素汤,放入面筋,煮开后再烧片刻,用湿淀粉勾芡,淋上香油,炒匀,出锅装盘即成。

【用　　法】　佐餐,随量食用。

【功　　效】　温补脾肾,散寒解表。适用于阳虚感冒。

27. 葱花酥饼

177

【原　　料】　大葱 50 克,面粉 500 克,猪油、花椒盐、香油、味精、鲜酵母各适量。

【制　　作】　将大葱去根,洗净,切成葱花,放盆内加入花椒盐、香油、味精,拌成馅;用面粉 100 克加猪油放入盆内揉匀成油酥;鲜酵母放盆内用温水化开,加入剩下的面粉及适量温水和成面团;1/3 的面团擀薄片,包入油酥面,卷起切成 10 个小段,再擀成片,作为包皮;余下的 2/3 面团擀成大片,把馅均匀地抹上,卷成长卷,分切成 10 块;擀好的包皮再包入每块有馅的面块,捏上口擀成圆饼,放进烤箱,烤约 5 分钟即成。

【用　　法】　早餐,随量食用。

【功　　效】　温补脾肾,散寒解表。适用于阳虚感冒。

28. 大葱香油饼

【原　　料】　大葱 150 克,面粉 500 克,香油、精盐、猪板油各

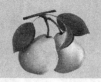

适量。

【制　作】　将猪板油洗净,切成碎丁;大葱洗净,切成碎花;将猪油丁及葱花放在盆内,加精盐、香油,调拌均匀,备用;面粉用温水和成软面团,饧 10 多分钟后,放案板上,撒上干面粉,搓成长条,揪成 100 克 1 个的剂子,用面杖擀成圆饼,抹上拌好的葱油丁,由外向里卷成饼坯,再用面杖略擀几下。平底锅上火,烧热后,将饼放上,用小火将两面烙成焦黄色即成。

【用　法】　早餐,随量食用。

【功　效】　温补脾肾,散寒解表。适用于阳虚感冒。

29. 核桃仁酥饼

【原　料】　面粉 1 000 克,核桃仁 500 克,芝麻 100 克,白糖 300 克,桂花 20 克,青梅 20 克,香油、苏打、植物油各适量。

【制　作】　将面粉 300 克倒入六成热的油锅中,炒拌均匀,待呈浅黄色时盛出,晾凉即为油酥;核桃仁、青梅均切成小丁;面粉 100 克加白糖、桂花、香油、青梅丁、核桃仁一起拌成馅;面粉 30 克加凉水放另一盆内,调成稀面糊;余下的面粉放盆中,放苏打,用温水和成面团,案板上刷层油,将面团放上反复揉揣,擀成大片,放上油酥,摊平,卷起长卷,再切成 20 个剂子,逐个擀成圆皮,包入馅,收严口,按扁,在正面刷上稀面糊,粘上芝麻,做成饼坯。平底锅上火,抹油烧至六成热,放入饼坯,见底部呈黄色,翻转烙另一面,至八成熟,再放入烤炉内,烤约 8 分钟即成。

【用　法】　早餐,随量食用。

【功　效】　温补脾肾,散寒解表。适用于阳虚感冒。

30. 酥皮葱饺

【原　料】　面粉 500 克,葱白 100 克,熟火腿肉 150 克,绿豆芽 150 克,水发虾米 25 克,精盐、味精、花椒粉、猪油、植物油各适量。

【制　作】　将绿豆芽择洗干净，入沸水锅中焯一下，捞出沥干水；熟火腿肉、葱白分别切成细丝；水发虾米洗净，沥干水，剁成碎末；面粉 350 克加入猪油、适量清水和匀，成油水面；剩余的面粉、猪油和匀，成油酥面；将两种面团各分成 10 个剂子；每块油水面剂子包入 1 块油酥面剂子，先擀成长椭圆形，再由外向内卷成圆形，然后竖立，再按扁成饺子皮；把绿豆芽、火腿肉丝、葱白丝、虾米末放入盆内，加入花椒粉、味精、精盐，拌匀成馅料；将饺子皮包入馅料约 40 克，捏成半月形，再捏出荷叶状的花边，成为饺子生坯。锅置中火上，加入植物油烧至六成热，下入饺子生坯，炸至呈金黄色即成。

【用　法】　早餐，随量食用。

【功　效】　温补脾肾，散寒解表。适用于阳虚感冒。

31. 韭菜烙合子

【原　料】　面粉 500 克，猪肥瘦肉 250 克，韭菜 200 克，香油、植物油、姜末、花椒粉、酱油、味精、精盐各适量。

【制　作】　将面粉放盆内，加温水和成较软的面团；猪肉剁成碎末；韭菜择洗净，控净水，切成细末。炒锅上火，放植物油烧热，下猪肉末煸炒，加入姜末、酱油、花椒粉，炒熟倒在盆内，晾凉后加入韭菜末、香油、味精、精盐，拌匀成馅；面团放案板上搓成条，揪成 50 克 1 个的剂子，擀成圆片，中间放入馅，将另一面片扣在上面，用一只小碗或小碟将周围的面边刻掉，用手把四周按一下，即成合子。平底锅上火烧热，抹一层油放上生合子，将两面翻个烙成金黄色即成。

【用　法】　早餐，随量食用。

【功　效】　温补脾肾，散寒解表。适用于阳虚感冒。

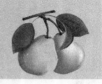

32. 面筋茭白米

【原　料】　熟水面筋 250 克,茭白 150 克,红甜椒、青甜椒各 50 克,植物油、黄酒、香油、白糖、姜末、葱花、淀粉、湿淀粉、精盐、味精、醋、酱油、豆瓣酱各适量。

【制　作】　将水面筋放入锅中略煮,用清水漂洗干净,挤去水,切碎如米粒,用精盐、干淀粉拌匀;青、红甜椒去子后洗净,切碎成米粒;茭白去壳,切碎如米粒;豆瓣酱切成细末。炒锅上火,放入植物油烧热,放入面筋粒煸炒,再投入青红椒粒、茭白粒略炒一下,加入葱花、姜末、豆瓣酱,炒出香味,加入黄酒、酱油、白糖、味精、醋,炒匀,用湿淀粉勾芡,淋入香油,即成。

【用　法】　早餐,随量食用。

【功　效】　温补脾肾,散寒解表。适用于阳虚感冒。

180

33. 葱椒鲫鱼

【原　料】　葱白 200 克,小鲫鱼 500 克,泡红辣椒 8 个,香油、醪糟汁、黄酒、酱油、冰糖、味精、生姜、植物油、精盐、鲜汤各适量。

【制　作】　将鲫鱼去鳞、鳃、内脏,洗净后,晾干,放上少量黄酒、精盐腌渍;葱白洗净,泡辣椒去蒂、子。炒锅上大火,放植物油烧至五成热,下入鱼炸成浅黄色,捞起备用;炒锅上火,放植物油烧至五成热,下入葱、姜、辣椒炒香,再加入酱油、黄酒、冰糖、鲜汤、醪糟汁、味精炒匀,再将炸好的鱼整齐地摆入锅中,把葱和调料淋在鱼面上,用大火煮至汤干、鱼酥软、汁浓油亮,再淋入香油,起锅即成。

【用　法】　佐餐,随量食用。

【功　效】　温补脾肾,散寒解表。适用于阳虚感冒。

34. 蒜蓉炝鳝片

【原　料】　黄鳝 500 克,植物油、蒜蓉辣酱、精盐、味精、香菜、葱花、胡椒粉各适量。

【制　作】　将黄鳝宰杀，去骨取净肉，洗净后坡刀片成斜片，放入沸水中速烫至熟，捞出投凉开水中过凉，再控净水，放入碗中；香菜切段后放在黄鳝片上，再加入精盐、味精、葱花、蒜蓉辣酱、胡椒粉。炒锅上火，放植物油烧至七成热，倒在香菜和葱花上炝出香味，拌匀即成。

【用　法】　佐餐，随量食用。

【功　效】　温补脾肾，散寒解表。适用于阳虚感冒。

35. 蒜蓉基围虾

【原　料】　蒜蓉30克，基围虾600克，葱花、姜末、胡椒粉、植物油、黄酒、精盐、味精各适量。

【制　作】　将基围虾洗净，去头，挑去沙筋，从背开刀，剖成两片，尾连着，码在盆内，撒上精盐、味精、黄酒、胡椒粉、葱花、姜末，上蒸笼用大火蒸2～3分钟。炒锅上火，放植物油烧热，蒜蓉放入油锅内煸黄，去掉蒜蓉，将热油浇在虾上即成。

【用　法】　佐餐，随量食用。

【功　效】　温补脾肾，散寒解表。适用于阳虚感冒。

36. 艾叶姜煲鸡蛋

【原　料】　艾叶15克，生姜20克，鸡蛋2个，红糖适量。

【制　作】　将艾叶、生姜用清水泡30分钟。鸡蛋用清水煮至七分熟，去壳，放入锅内，倒入艾叶、生姜及其泡汁，再煮10分钟，加入少量红糖调味即成。

【用　法】　早餐，饮汁吃蛋。

【功　效】　温阳散寒，调经止痛。适用于阳虚感冒，对兼有痛经者尤为适宜。

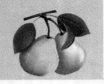

37. 大葱爆羊肉

【原　料】　大葱 100 克,精羊肉 350 克,精盐、黄酒、酱油、味精、植物油、湿淀粉、鲜汤各适量。

【制　作】　将羊肉洗净,坡刀片成薄片,加精盐、黄酒、味精、湿淀粉浆匀,拣出羊肉片,在余下的调料中加入酱油、鲜汤,调成芡汁;大葱洗净,切成段。炒锅上火,放植物油烧至六成热,倒入羊肉片滑熟,倒出沥油;锅留底油,下入葱段炒香,倒入羊肉片,加入芡汁,翻炒均匀,淋入明油,起锅装盘即成。

【用　法】　佐餐,随量食用。

【功　效】　温补脾肾,散寒解表。适用于阳虚感冒。

38. 大葱鳝段

【原　料】　净鳝鱼肉 400 克,净大蒜头 150 克,精盐、酱油、黄酒、豆瓣、花椒粉、湿淀粉、胡椒粉、香油、味精、植物油、鲜汤各适量。

【制　作】　将鳝鱼肉洗净切成段,豆瓣剁细,蒜头用七成热油炸至半熟待用。炒锅上旺火,放植物油烧至七成热,下入鳝鱼段煸至卷缩、酥软(中途加精盐、黄酒),下入豆瓣与鳝段同炒至油呈红色时,倒入鲜汤、酱油、花椒粉、蒜头,改用小火,煮至蒜头熟透、鳝段软嫩时,移到大火上,加入味精、香油,用湿淀粉勾芡,推匀,待汁浓油亮时起锅装盘,撒上胡椒粉即成。

【用　法】　佐餐,随量食用。

【功　效】　温补脾肾,散寒解表。适用于阳虚感冒。

39. 生姜羊肉汤

【原　料】　姜片 30 克,羊肉 200 克,黄酒、葱段、醋、精盐、胡椒粉、味精各适量。

【制　作】 将羊肉洗净,浸入清水中,换水,待肉呈白色时放入沸水锅中煮 3 分钟,捞起,再用精盐、醋反复揉搓片刻,用温水洗净,再入沸水中氽 1 分钟,捞出,切成片。姜片与羊肉片同入砂锅,加入黄酒、葱段、醋,用小火煨炖至肉烂,加入精盐、胡椒粉、味精调味即成。

【用　法】 佐餐,随量食用。

【功　效】 温阳散寒,温胃解表。适用于阳虚感冒。

40. 姜橘椒鱼羹

【原　料】 鲜鲫鱼 1 尾(约 250 克),生姜 30 克,橘皮、胡椒、精盐各适量。

【制　作】 将鲫鱼去鳞、鳃,剖腹除内脏,洗净。生姜、橘皮洗净,切细,与研碎的胡椒同装入纱布袋,扎口,填入鱼腹,置锅中,加水适量,用小火煨熟,食时去纱布袋,加精盐调味即成。

【用　法】 佐餐,随量食用。

【功　效】 温阳补气,解表散寒。适用于阳虚感冒。

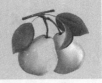

十、反复感冒的食疗验方

1. 猪肉米粥

【原　　料】　猪瘦肉末 50 克,粳米 50 克,精盐适量。

【制　　作】　将猪瘦肉末与淘洗干净的粳米一同入锅内,加适量水,用大火煮沸后改用小火熬煮成稀粥,调入精盐即成。

【用　　法】　早餐顿食。

【功　　效】　益气补肺。适用于反复感冒,对兼有食少者尤为适宜。

2. 八宝甜粥

【原　　料】　红枣 8 枚,山药 10 克,桂圆肉 10 克,芡实 15 克,薏苡仁 15 克,白扁豆 15 克,莲子肉 15 克,赤豆 15 克,糯米 50 克,绵白糖适量。

【制　　作】　将红枣、山药、桂圆肉、芡实、薏苡仁、白扁豆、莲子肉、赤豆用水浸泡 2 小时,放入锅内,用小火煮 1 小时,加水和淘洗干净的糯米,煮成稠粥,调入绵白糖即成。

【用　　法】　早晚分食。

【功　　效】　益气补脾,养肺固表。适用于反复感冒。

3. 人参冰糖粥

【原　　料】　吉林人参 3 克,粳米 50 克,冰糖适量。

【制　　作】　将人参研成粗末,再与淘净的粳米同入锅中煮成稠粥,粥将成时放入冰糖,溶化后即成。

【用　法】　早晨空腹顿服。

【功　效】　益气补肺。适用于反复感冒,对兼有食少者尤为适宜。

4. 鸽肉粥

【原　料】　鸽肉 150 克,猪肉末 50 克,粳米 100 克,葱花、姜片、黄酒、精盐、味精、香油、胡椒粉各适量。

【制　作】　将鸽肉洗净,放入碗中,加入猪肉末、葱花、姜片、黄酒、精盐,上笼蒸至能拆骨为度,去骨后备用。另将粳米淘洗干净,下锅加水置火煮沸,加入鸽肉一同煮成粥,粥成后调入香油、味精、胡椒粉即成。

【用　法】　早晨空腹顿食。

【功　效】　益气补肺。适用于反复感冒,对兼有食少者尤为适宜。

5. 牛奶红枣粥

【原　料】　牛奶 400 毫升,红枣 20 枚,粳米 100 克,红糖适量。

【制　作】　将粳米淘洗干净,放入锅内,加水 1 000 毫升,置大火上煮沸,改用小火煮 20 分钟,米烂汤稠时加入牛奶、红枣,再煮 10 分钟,食用时可酌加红糖,再煮沸,盛入碗内即成。

【用　法】　早餐空腹食用。

【功　效】　健脾益气。适用于反复感冒。

6. 鸽子红枣粥

【原　料】　鸽子 1 只,红枣 15 枚,粳米 100 克,精盐适量。

【制　作】　将鸽子宰杀,去毛、内脏、脚爪,洗净,切成小块,与淘洗干净的粳米、红枣一同煮成粥,调入精盐即成。

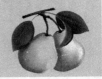

【用　法】　早餐空腹食用。

【功　效】　益气补肺。适用于反复感冒,对兼有食少者尤为适宜。

7. 牛奶花生糊

【原　料】　花生酱 30 克,牛奶 200 毫升,面粉 100 克。

【制　作】　将面粉炒熟,备用;牛奶入锅,煮沸后待用。花生酱放入杯内,先倒入少许牛奶,将花生酱搅散,再缓慢地将牛奶注入花生酱中,边倒边搅匀,直至牛奶加完,再放入炒熟的面粉调匀,置冰箱冷藏室内冰凉即成。

【用　法】　随量食用。

【功　效】　健脾和胃,润肺益气。适用于反复感冒。

8. 山药猪肺饭

【原　料】　山药 30 克,猪肺 50 克,粳米 100 克。

【制　作】　将猪肺洗净,切成小碎块;山药浓煎后去渣取汁。粳米洗净后入锅,加入猪肺块及山药煎汁,加适量水,拌匀后用小火煮成软米饭。

【用　法】　主食,随量食用。

【功　效】　益气补脾,养肺固表。适用于反复感冒。

9. 桂圆八宝饭

【原　料】　桂圆肉 50 克,薏苡仁、白扁豆、莲子(去心)、核桃仁各 40 克,糖青梅 25 克,红枣 20 枚,糯米 500 克,白糖、猪油各适量。

【制　作】　将薏苡仁、白扁豆、莲子用温水泡发 4 小时,洗净,放在普通锅或高压锅内煮熟备用;红枣洗净,用水泡发;核桃仁炒熟;桂圆肉、糖青梅装入盆中待用;糯米淘洗干净后放盆中加水蒸熟备用。取大碗1个内涂猪油,碗底摆好糖青梅、桂圆肉、红枣、核桃仁、莲子、白扁豆、薏苡仁,最后放熟糯米饭,再上蒸锅蒸15~20分钟,取出,把八宝饭扣在大圆盘中,再用白糖加水煎汁,浇在八宝饭上即成。

【用　法】　主食,随量食用。

【功　效】　益气补脾,养肺固表。适用于反复感冒。

10. 山药鸡蛋面条

【原　料】　山药粉500克,白面粉1 000克,鸡蛋150克,豆粉50克,香油、葱花、精盐、味精各适量。

【制　作】　将山药粉、白面粉、豆粉放入容器中,倒入调匀的鸡蛋液,加适量水及少量精盐,揉成面团,擀成薄面片,切成面条。面条下入沸水锅内,煮熟后酌加香油、葱花、精盐、味精等调味品即成。

【用　法】　每日1~2次,每次50克左右。

【功　效】　益气补脾,养肺固表。适用于反复感冒。

11. 香菇鸡丝面

【原　料】　面条250克,水发香菇150克,油菜1 000克,鸡肉100克,精盐、白糖、酱油、鲜汤、湿淀粉各适量。

【制　作】　将鸡肉切成丝,放入碗中,加湿淀粉、精盐、酱油,拌匀挂浆;水发香菇择洗干净后切成细丝;油菜洗净,切段;面条放入开水锅中煮熟,投入凉开水中稍过凉,沥干,放碗中。炒锅上火,加入鲜汤煮沸,放入香菇丝、鸡肉丝烧5分钟,加上油菜段,加精盐、白糖,倒入面条碗中即成。

【用　法】　主食,随量食用。

【功　效】　益气补脾,养肺固表。适用于反复感冒。

187

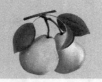

12. 黄芪香菇面

【原　　料】　生黄芪15克,香菇20克,猪瘦肉30克,银丝挂面50克,植物油、葱花、姜末、味精、精盐各适量。

【制　　作】　将黄芪洗净,晒干或烘干,研为细粉备用;香菇用水泡发,洗净后去根蒂,切成丝;猪瘦肉洗净后去筋膜,切成细丝。炒锅上火,加植物油烧热,放入葱花、姜末煸炒,再放入肉丝翻炒,待肉丝将熟时,放入香菇丝略炒数下,加入适量热水,煮沸,继将黄芪粉与银丝挂面下入肉丝汤中,煮至面熟,加味精、精盐调味即成。

【用　　法】　主食,随量食用。

【功　　效】　益气补脾,养肺固表。适用于反复感冒。

13. 山药豆沙甜饼

【原　　料】　鲜山药200克,赤豆250克,果脯100克,白糖、桂花、湿淀粉适量。

【制　　作】　将鲜山药刮去外皮,上锅蒸熟后放入白糖,捣烂;赤豆焖熟,去皮成豆沙,放白糖、桂花拌匀;先将豆沙用饭铲在盘中做成圆饼,再用山药泥将豆沙包在里面,山药泥上摆放果脯丁。炒锅上火,放水75毫升,加白糖,煮沸后用湿淀粉勾稀芡,浇在山药饼上即成。

【用　　法】　随量食用。

【功　　效】　益气补脾,养肺固表。适用于反复感冒。

14. 红枣鸡蛋饼

【原　　料】　红枣10克,面粉50克,白术20克,鸡蛋1个。

【制　　作】　将白术洗净,晒干或烘干,研成极细末,炒熟备用;红枣洗净后煮熟,去核,捣烂成枣泥。白术粉、红枣泥、面粉与打匀的鸡蛋,混合调匀,加适量水和成面团制成小饼,烤熟即成。

【用　法】　每日 2 次,当点心食用。

【功　效】　益气补脾,养肺固表。适用于反复感冒。

15. 鸡蛋猪肉饼

【原　料】　面粉 500 克,鸡蛋 4 个,猪肉末 100 克,葱花、五香粉、味精、精盐、植物油各适量。

【制　作】　将鸡蛋打散,与面粉、猪肉末放在盆内,加入葱花、五香粉、味精、精盐和温水约 400 毫,用筷子搅拌成糊状。平底锅上火烧热,抹一层油,用勺将面糊舀进锅中摊平,用小火煎至两面呈焦黄色即成。

【用　法】　主食,随量食用。

【功　效】　补气养血,增强免疫力。适用于反复感冒。

16. 桂圆肉饼

【原　料】　桂圆肉 100 克,猪里脊肉 200 克,春笋 100 克,植物油、精盐、黄酒、味精、白糖、湿淀粉、鲜汤各适量。

【制　作】　将桂圆肉、猪里脊肉、春笋分别洗净,一起剁成末,加入味精、湿淀粉调匀,捏成大小均匀的薄饼,即成桂圆肉饼生坯。炒锅上火,放植物油烧热,下入桂圆肉饼,炸至呈金黄色时捞出沥油;原锅上火,留少许底油烧热,放入鲜汤、味精、黄酒、白糖、精盐煮沸,再放入桂圆肉饼煮沸,用湿淀粉勾芡即成。

【用　法】　主食,随量食用。

【功　效】　补气养血,增强免疫力。适用于反复感冒。

17. 红枣桂圆甜饮

【原　料】　红枣 8 枚,桂圆肉 30 克,太子参 5 克,红糖 10 克。

【制　作】　将太子参、红枣、桂圆肉洗净,入锅,加适量水,用大火煮沸,改用小火煎煮 30 分钟,拣去太子参,加入红糖,待糖溶

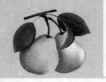

化即成。

【用　法】　上下午分饮。

【功　效】　益气固表,养阴生津。适用于反复感冒,对兼有口干、咽干者尤为适宜。

18. 鹌鹑桂圆羹

【原　料】　桂圆肉100克,鹌鹑脯肉150克,藕粉25克,冰糖、桂花、鲜汤、鲜生姜、精盐各适量。

【制　作】　鹌鹑脯肉和桂圆肉分别洗净,切成豌豆大的丁;生姜去皮,拍松。锅加水煮沸,放入鹌鹑肉丁氽一下,捞出装入小盘,加鲜汤、生姜、冰糖、桂圆肉、精盐,盖严盖放入蒸笼内蒸20分钟,熟透捞出;汤锅洗净,倒入已蒸熟烂的鹌鹑肉、桂圆肉煮沸,再下入桂花,用藕粉勾芡,装碗即成。

【用　法】　上下午分食。

【功　效】　益气固表,养阴生津。适用于反复感冒,对兼有口干、咽干者尤为适宜。

19. 白参豆浆

【原　料】　白参3克,豆浆200克。

【制　作】　将白参洗净,晒干或烘干,研成极细末,备用。豆浆放入锅中,煮沸后,拌入白参末,搅匀,用小火煨煮10分钟即成。

【用　法】　早晚分饮。

【功　效】　益气固表,养阴生津。适用于反复感冒,对兼有口干、咽干者尤为适宜。

20. 羊肺益肺膏

【原　料】　羊肺1具,太子参15克,杏15克,蜂蜜500克。

【制　作】　将羊肺洗净,切成小块,放入砂锅中,加入太子参、杏仁和适量清水,同煎熬至羊肺熟烂,去渣取汁,用小火浓缩成膏,以不渗纸为度,加入蜂蜜,和匀即成。

　　【用　　法】　每次 15 克,每日 2 次,温开水送服。

　　【功　　效】　益气补脾,养肺固表。适用于反复感冒。

21. 红枣兔肉

　　【原　　料】　红枣 10 枚,兔肉 200 克,味精、生姜、葱段、精盐、黄酒各适量。

　　【制　　作】　将红枣洗净;兔肉洗净,切成长 2 厘米、宽 1 厘米的块。红枣、兔肉放入瓦锅内,加入葱段、生姜、精盐、黄酒和适量清水,瓦锅放入盛有水的铁锅内,隔水炖熟,调入味精即成。

　　【用　　法】　佐餐,随量食用。

　　【功　　效】　补益肺气。适用于反复感冒,对兼有少气懒言、气短易汗者尤为适宜。

191

22. 黄芪鲫鱼

　　【原　　料】　黄芪 15 克,活鲫鱼 2 条(约 500 克),香菇 10 克,植物油、白糖、葱、姜、料酒、精盐、味精各适量。

　　【制　　作】　将鲫鱼除去鳞、鳃和内脏,洗净,在鱼腹上斜刀剞成十字花刀;黄芪洗净,切成厚片;香菇用水泡发,切成对开。炒锅置大火上,放油烧至六成热,下入鲫鱼,煎至表皮呈金黄色,捞出,沥去油;锅置火上,放入植物油、糖略炒,将煎好的鲫鱼放入,同时放入黄芪,加适量水,大火煮沸后,用小火煨,待汤汁煨浓、鱼熟透时,加入香菇,调入葱、姜、料酒、精盐、味精,略煮片刻,拣去黄芪即成。

　　【用　　法】　佐餐,随量食用。

　　【功　　效】　益气补脾,养肺固表。适用于反复感冒。

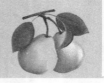

23. 参芪炖母鸡

【原　　料】　黄芪 30 克,党参 15 克,净嫩母鸡 1 只(约 1000 克),精盐、味精、黄酒、葱段、姜片各适量。

【制　　作】　将黄芪、党参洗净,切成薄片;净母鸡(去内脏)入沸水锅内汆透,捞出控水。把黄芪片、党参片、精盐、葱段、姜片、黄酒、味精装入鸡腹内,放入砂锅,用小火炖至肉烂即成。

【用　　法】　佐餐,随量食用。

【功　　效】　益气补脾,养肺固表。适用于反复感冒。

24. 黄芪炖乳鸽

【原　　料】　黄芪 30 克,乳鸽 1 只,精盐、味精、香油各适量。

【制　　作】　将乳鸽宰杀,去毛及内脏,洗净;黄芪洗净后切片,与乳鸽同入炖锅内,加水适量,隔水炖 2 小时,加精盐、味精、香油调味即成。

【用　　法】　佐餐,随量食用。

【功　　效】　益气补脾,养肺固表。适用于反复感冒。

25. 黄芪美味鹌鹑

【原　　料】　黄芪 10 克,鹌鹑 2 只,姜片、葱白、胡椒粉、精盐、清汤各适量。

【制　　作】　将鹌鹑宰杀后沥净血,除去毛及内脏,斩去爪,冲洗干净,入沸水锅中汆约 1 分钟,捞出待用。黄芪用湿布擦净,切成薄片,装入鹌鹑腹内,将其放在蒸碗内,放入姜片、葱白、清汤,用湿绵纸封口,上蒸笼蒸约 30 分钟;先取出鹌鹑,滗出汁,加精盐、胡椒粉调好味,再将鹌鹑放入汤碗内,倒入原汁即成。

【用　　法】　佐餐,随量食用。

【功　　效】　补益肺气。适用于反复感冒,对兼有少气懒言、气

十、反复感冒的食疗验方

短易汗者尤为适宜。

26. 黄芪蛋黄里脊

【原　料】　猪里脊肉 200 克,黄芪 20 克,蛋黄 1 个,葱段、姜片、味精、黄酒、酱油、精盐、植物油、湿淀粉各适量。

【制　作】　将黄芪切片,水煎浓缩汁 50 毫升备用;里脊肉去掉白筋,切片,两面用刀剞成十字花刀,放凉水碗内,沥净血水,放碗内,加入葱段、姜片、味精、黄酒、酱油、精盐腌渍 10 分钟,去掉葱段、姜片;蛋黄、湿淀粉放入碗内,搅成糊,将里脊肉放入糊内搅匀。锅放火上,加油烧至五成热,将猪里脊肉逐块下锅炸成金黄色,肉发起时,将油滗出,随后将调好的调味汁及黄芪浓缩汁洒在肉上,翻两三个身即成。

【用　法】　佐餐,随量食用。

【功　效】　补益肺气。适用于反复感冒,对兼有少气懒言、气短易汗者尤为适宜。

193

27. 参芪陈皮鸭

【原　料】　党参 15 克,黄芪 15 克,陈皮丝 10 克,鸭子 1 只(约 1 500 克),猪五花肉 100 克,味精、精盐、黄酒、酱油、姜片、葱段、菜油、上汤各适量。

【制　作】　将鸭子宰杀后,除去毛及内脏,剁去脚,洗净血水,沥干水,鸭皮用酱油抹匀,下入八成热的油锅中,炸至皮色金黄捞出,用温水洗去油腻,盛入砂锅内(锅底垫上瓦碟);猪五花肉切成块,放入沸水锅内汆一下捞起,洗净血污,放在鸭子腹内,砂锅中加入黄酒、姜片、葱段、党参、黄芪、陈皮丝、精盐、味精、酱油、上汤,用中火煮沸,改用小火焖至鸭肉熟烂取出,滗出原汤,沥净待用;鸭子剔去大骨,斩成条块,放入大汤碗内摆好,倒入原汤即成。

【用　法】　佐餐,随量食用。

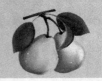

【功　效】　补益肺气。适用于反复感冒,对兼有少气懒言、气短多汗者尤为适宜。

28. 桂圆鸡片

【原　料】　桂圆肉 50 克,鸡脯肉 250 克,鸡蛋清 50 克,猪油、葱花、姜末、精盐、味精、白糖、黄酒、香油、鸡汤、湿淀粉各适量。

【制　作】　将桂圆肉冲洗干净,切成两半;鸡脯肉冲洗干净,用坡刀法片成片。把鸡片放入碗内,倒入鸡蛋清,加入湿淀粉、精盐、黄酒,然后搅拌均匀;另取碗 1 只,加入鸡汤、精盐、味精、白糖,对成调味汁。炒锅上火,放猪油烧热,下入鸡片滑散,待鸡片呈白色时倒入漏勺沥油;原锅上火,留少许底油烧热,下入葱花、姜末略煸炒,再加入鸡片、桂圆肉,加入调味汁翻炒,淋上香油,起锅装盘即成。

194

【用　法】　佐餐,随量食用。

【功　效】　补益肺气。适用于反复感冒,对兼有少气懒言、气短多汗者尤为适宜。

29. 人参须鸡汤

【原　料】　草母鸡或母乌骨鸡 1 只(约 500 克),人参须 15 克。

【制　作】　将母鸡宰杀后去毛及内脏,洗净后与浸泡过的人参须同入炖锅,炖至鸡肉熟烂即成。

【用　法】　佐餐,吃鸡肉饮汤,参须可一起嚼食。

【功　效】　补益肺气,健脾养血。适用于反复感冒。

30. 五香牛肉

【原　料】　牛腿肉 500 克,精盐、酱油、白糖、干辣椒、大茴香、花椒、生姜片、葱白、香油各适量。

【制　作】　先将牛肉洗净,切成 2 块,放入锅中,加清水和精盐、酱油、白糖、干辣椒、大茴香、花椒、姜片、葱白,放在中火上卤 1 小时左右,待牛肉熟透,捞起晾凉,切片装盘,淋上香油即成。

【用　法】　佐餐,随量食用。

【功　效】　增强免疫力,补气强身。适用于反复感冒。

31. 黄芪炖牛肉

【原　料】　牛肉 1 000 克,黄芪 10 克,青菜心 5 棵,精盐、味精、黄酒、葱段、姜块、香油各适量。

【制　作】　将牛肉切成方块,焯水洗净;黄芪用温水洗净;青菜心洗净,用沸水烫至碧绿色,过凉;葱段、姜块拍松。炒锅上火,倒入鲜汤,放入牛肉、黄芪、葱姜、黄酒、精盐,用大火煮沸,打去血沫后,移至小火炖至牛肉熟烂,拣去葱、姜,将牛肉捞入汤盆中,摆上菜心,原汤加味精调味后,倒入汤盆中,上蒸笼蒸 10 分钟后取出,淋入香油即成。

【用　法】　佐餐,随量食用。

【功　效】　增强免疫力,补气强身。适用于反复感冒。

32. 如意蛋肉卷

【原　料】　鸡蛋 3 个,猪瘦肉 200 克,香油 15 克,精盐、葱花、姜末、湿淀粉、面粉各适量。

【制　作】　将面粉放入碗内,加入清水调成面糊;鸡蛋打入碗内调散,加适量精盐,1/3 面糊搅匀,摊成 2 张蛋皮;猪肉洗净,剁成肉蓉,加入精盐、葱花、姜末、湿淀粉、香油和适量水搅拌均匀,调成肉馅;蛋皮平铺在案板上,抹一层面糊,将肉馅平铺上面,从两边对卷成圆柱形,翻过来放在涂油的盘内,上蒸笼用大火蒸 20 分钟取出;肉卷晾凉后,顶刀切片,码放成瓦楞状即成。

【用　法】　佐餐,随量食用。

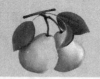

【功　效】　增强免疫力,补气强身。适用于反复感冒。

33. 黄芪鹌鹑

【原　料】　黄芪 10 克,鹌鹑 5 只,葱、生姜、黄酒、精盐、味精、胡椒粉、鸡汤各适量。

【制　作】　将黄芪用湿布擦净,切成薄片;鹌鹑宰杀后,去净毛,剁去爪,剖开腹部,除去内脏,冲洗干净放入沸水锅中余约 1 分钟捞出,将黄芪分别放入鹌鹑腹内;葱切小段,生姜切片。将鹌鹑、葱段、姜片、黄酒、精盐、胡椒粉、鸡汤一并放入砂锅内,置火上炖,直至鹌鹑炖烂,拣出黄芪、葱段、姜片,放上味精即成。

【用　法】　佐餐,随量食用。

【功　效】　增强免疫力,补气强身。适用于反复感冒。

34. 人参蒸鹌鹑蛋

【原　料】　鹌鹑蛋 8 个,白参 3 克,枸杞子 8 克,蜂蜜、味精、鲜汤各适量。

【制　作】　将人参烘干,研成粉末;枸杞子洗净。鹌鹑蛋打入蒸碗内,加入鲜汤,用竹筷搅散,再加入人参末、味精、蜂蜜搅匀,撒上枸杞子,置蒸锅中,用中火沸水蒸约 10 分钟即成。

【用　法】　佐餐,随量食用。

【功　效】　增强免疫力,补气强身。适用于反复感冒。

35. 牛奶鹌鹑蛋

【原　料】　牛奶 500 克,鹌鹑蛋 12 个。

【制　作】　将鹌鹑蛋打入碗中。锅上火,倒入牛奶,煮沸时立即放入鹌鹑蛋,待其再沸时即成。

【用　法】　佐餐,随量食用。

【功　效】　增强免疫力,补气强身。适用于反复感冒。

36. 五果炖鸡

【原　料】　光鸡1只(约1000克),桂圆50克,荔枝50克,红枣50克,水发莲子25克,枸杞子15克,白糖、姜片各适量。

【制　作】　将光鸡开膛,去肠脏,洗净,剁成块;桂圆、荔枝剥壳洗净;红枣、枸杞子洗净,沥水待用。砂锅内加水,放入鸡块、姜片煮沸,撇去浮沫,转小火,炖至六成熟时,放入桂圆、荔枝、红枣、莲子、枸杞子,炖至熟烂,放入白糖,离火上桌即成。

【用　法】　佐餐,随量食用。

【功　效】　增强免疫力,补气强身。适用于反复感冒。

37. 五圆全鸡

【原　料】　净母鸡1只(约1250克),桂圆肉15克,荔枝肉15克,黑枣15克,莲子肉15克,枸杞子15克,冰糖30克,葱段、姜片、精盐、黄酒、胡椒粉各适量。

【制　作】　将净鸡腹部朝上放在大碗中,桂圆肉、荔枝肉、黑枣、莲子肉、枸杞子放在碗的四周,再加上冰糖、精盐、黄酒、葱段、姜片及清水少许,上蒸笼蒸2小时,取出撒上胡椒粉即成。

【用　法】　佐餐,随量食用。

【功　效】　增强免疫力,补气强身。适用于反复感冒。

38. 香菇全鸡

【原　料】　肥仔鸡1只(约1500克),香菇丝60克,笋丝60克,火腿肉丝15克,红酱油、黄酒、鲜汤、白糖、精盐、味精、葱花、姜丝各适量。

【制　作】　将仔鸡宰杀,去毛后用刀在脊部自尾端剖至肩,剖开脊梁骨(不剖肚),除去内脏,洗净;然后剖开处扳一下,扩大切口,用刀根在脊梁骨上每3厘米斩一刀,使脊梁骨逐节脱开;把鸡

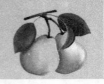

投入八成热的水中翻余一下,再用冷水洗净,使鸡肉白净、清爽。将香菇丝、笋丝、姜丝、葱花、火腿丝从鸡背剖开处塞入肚中,加入黄酒、酱油、白糖、味精、精盐,鲜汤也倒入肚内,肚朝下放在汤碗中(扣紧);汤碗放在蒸笼中,盖严笼盖,水煮沸后,用大火蒸半小时,直至鸡肉熟透时出笼;将鸡肚内的葱花、姜丝、香菇、火腿肉丝、黄酒倒在炒锅中;鸡翅、鸡颈切下来,剁成段,填在盆中底部,然后将鸡身先用刀剖为两片(沿脊背刀剖开处切开),切成一指条,鸡腿一劈两片,切成一指条,按原切开刀移排在盆中,排成半立体鸡形;将盛有调料汁的炒锅放在大火上,煮至卤汁收浓,端离炉火,用漏勺把各种丝捞起,沥去汁,分别排在鸡的四周,呈现红、白、黑、黄鲜艳之色,然后将卤汁浇在鸡肉上即成。

【用　　法】　佐餐,随量食用。

【功　　效】　增强免疫力,补气强身。适用于反复感冒。

39. 白鸡叉烧

【原　　料】　母鸡1只(约1 500克),叉烧肉400克,香油、米醋、精盐、酱油各适量。

【制　　作】　将鸡宰杀后用90℃的热水烫去毛,从腹部开膛去内脏,洗净后控去水;鸡放入锅中,加入水(以淹没鸡为度),煮沸后改为小火,煮1～1.5小时至鸡皮发黄,鸡翅相互接近即可取出;用洁净布揩净鸡皮,冷却后取半只鸡,剁成长块,码放在盘中;叉烧肉切片后码在盘的四周,将鸡围起来待用;将香油、酱油、米醋和精盐调匀,与拼盘一道上桌,用肉蘸汁即成。

【用　　法】　佐餐,随量食用。

【功　　效】　增强免疫力,补气强身。适用于反复感冒。

40. 砂锅白参鸡

【原　　料】　光嫩母鸡1只(约1 250克),白参3克,奶汤、猪油、葱段、姜块、精盐、黄酒、味精各适量。

【制　作】　将白参用清水洗净,切成薄片;母鸡去净内脏,剁去鸡爪,放入沸水锅中氽透,捞出控净水。锅中放入猪油烧热,投入葱段、姜块(拍松),煸出香味,烹入黄酒,加入奶汤、精盐、味精。汤开翻几次,拣出葱段、姜块,汤倒入砂锅内,再把母鸡放入砂锅内,用小火炖至肉烂,撇去浮油,即可食用。

【用　法】　佐餐,随量食用。

【功　效】　增强免疫力,补气强身。适用于反复感冒。

41. 清蒸白参鸡

【原　料】　母鸡1只,白参3克,水发香菇15克,水发玉兰片15克,火腿肉15克,精盐、黄酒、味精、葱、生姜、鸡汤各适量。

【制　作】　将母鸡宰杀,洗净,去骨及内脏,入沸水锅烫一下,用凉水洗净;火腿肉、玉兰片、香菇、葱、生姜切成片;白参用沸水泡开,上蒸笼蒸30分钟。将母鸡放在盆内,放入白参、火腿、玉兰片、香菇、葱、生姜、精盐、味精,加入鸡汤(以淹没鸡为度),上蒸笼用大火蒸烂。蒸好的鸡放在碗内,白参(切碎)、火腿肉、玉兰片、香菇摆在鸡上,除去葱、姜,将蒸鸡的汤倒在锅里,置火上煮沸,撇去浮沫,调好口味,浇在鸡肉上即成。

【用　法】　佐餐,随量食用。

【功　效】　增强免疫力,补气强身。适用于反复感冒。

42. 芙蓉三洋

【原　料】　鸡腿2个,猪瘦肉75克,净鱼肉75克,青菜心5棵,水发香菇1片,精盐、黄酒、味精、葱姜汁、鲜汤、鸡蛋清、干淀粉、植物油各适量。

【制　作】　将鸡腿除骨后皮朝下放平,用刀在鸡肉上面交叉斩一遍,深度为鸡肉的2/3;把猪肉和鱼肉一起剁碎如米粒,加精

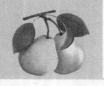

盐、黄酒、味精、葱姜汁拌和均匀,再分放在鸡腿肉上抹平,用刀来回斩两遍,然后剁成块;将鸡蛋清打成蛋糊,再加干淀粉抽打上劲。炒锅上火,放植物油烧至四成热,将鸡块分别挂满蛋糊,逐个下入温油锅中,待外亮、稍硬、微黄时捞出沥油,然后整齐地摆放在炖盅中,放入青菜心,摆上香菇片,加入鲜汤、精盐、味精,上蒸笼蒸约40分钟取出即成。

【用　　法】　佐餐,随量食用。

【功　　效】　增强免疫力,补气强身。适用于反复感冒。

43. 三圆蒸鸽

【原　　料】　乳鸽 2 只(约 600 克),鸡蛋 2 个,桂圆 10 粒,荔枝 10 粒,红枣 10 枚,冰糖、精盐、味精各适量。

【制　　作】　将乳鸽宰杀去毛脏,洗净,放沸水中烫泡去腥后装入蒸钵内;桂圆、荔枝去壳,与红枣一并洗净放入钵内,加冰糖、精盐、味精和清水,入蒸笼蒸 10 分钟;再加鸡蛋清,继续蒸到鸽肉熟烂即成。

【用　　法】　佐餐,随量食用。

【功　　效】　增强免疫力,补气强身。适用于反复感冒。

十一、防治感冒并发症的食疗验方

感冒常见的并发症有急性中耳炎、急性鼻窦炎、细菌性肺炎、急性支气管炎、继发性细菌感染、流感病毒性肺炎、Reye综合征、心肌炎、急性咽炎、急性扁桃体炎、急性喉炎、单纯疱疹、急性肾炎等疾病。现仅就防治急性咽炎和扁桃体炎、急性支气管炎、细菌性肺炎3种最为常见并发症,且食疗效果较好的验方予以介绍。

(一)急性咽炎、扁桃体炎的食疗验方

1. 罗汉果茶

【原　料】　罗汉果15克。

【制　作】　每年9~10月间果实成熟时采摘,置地板上,10天后果皮转黄再用火烘烤,制成叩之有声的干燥果实,切成片状,放入有盖杯中,以沸水冲泡,加盖闷15分钟即成。

【用　法】　代茶饮,一般可连续冲泡3~5次。

【功　效】　清肺止咳化痰。适用于感冒并发急性咽炎、扁桃体炎。

2. 橄竹乌梅茶

【原　料】　咸橄榄5个,竹叶5克,乌梅2个,绿茶5克,白糖适量。

【制　作】　将咸橄榄、竹叶、乌梅、绿茶放入砂锅中,加水熬汁,加入白糖搅匀即成。

【用　法】　代茶饮，一般可连续冲泡 3～5 次。

【功　效】　清热利咽，止咳化痰。适用于感冒并发急性咽炎、扁桃体炎。

3. 橄榄芦根茶

【原　料】　鲜芦根 90 克，橄榄 4 个。

【制　作】　将芦根切碎，橄榄去核，加水 500 毫升，煎至 200 毫升后去渣即成。

【用　法】　代茶频饮。

【功　效】　清热利咽，生津除烦。适用于感冒并发急性咽炎、扁桃体炎。

4. 玄参橄榄茶

【原　料】　玄参 10 克，橄榄 4 个。

【制　作】　将玄参、橄榄加工成粗末，放入砂锅内，加水煎汤即成。

【用　法】　代茶饮，一般可连续冲泡 3～5 次。

【功　效】　清肺利咽，止咳化痰。适用于感冒并发急性咽炎、扁桃体炎。

5. 胖大海橄榄茶

【原　料】　胖大海 3 个，橄榄 3 克，绿茶、蜂蜜各 5 克。

【制　作】　将橄榄在清水中煮沸片刻，然后泡入胖大海和绿茶，加盖闷片刻，稍温后加入蜂蜜调匀即成。

【用　法】　代茶饮，一般可连续冲泡 3～5 次。

【功　效】　清热利咽，止咳化痰。适用于感冒并发急性咽炎、扁桃体炎。

6. 青果芦根茶

【原　料】　青果 3 颗,芦根 30 克,白糖适量。

【制　作】　将青果敲碎,与洗净的芦根同入锅中,加适量水,煎煮 30 分钟,去渣取汁,加入白糖,待糖溶化即成。

【用　法】　代茶频饮。

【功　效】　清热利咽。适用于感冒并发急性咽炎、扁桃体炎。

7. 金银花芦根茶

【原　料】　金银花 10 克,芦根 30 克。

【制　作】　将金银花、芦根洗净,入锅,加适量水,煎煮 30 分钟,去渣取汁即成。

【用　法】　代茶频饮,当日饮完。

【功　效】　清热解毒,利咽消肿。适用于感冒并发急性咽炎、急性扁桃体炎。

8. 玄参青果甘梗茶

【原　料】　玄参 15 克,青果 6 颗,甘草 2 克,桔梗 6 克。

【制　作】　将青果洗净,晾干;玄参、生甘草、桔梗分别拣去杂质,洗净,晒干或烘干,切成饮片,同放入大杯中,加入青果后,用沸水冲泡,加盖闷 15 分钟即成。

【用　法】　代茶频饮,一般可冲泡 3～5 次,青果可嚼食咽下。

【功　效】　养阴清热,生津润燥。适用于感冒并发急性咽炎、扁桃体炎。

9. 大青叶银花蜜饮

【原　料】　大青叶 15 克,金银花 10 克,蜂蜜适量。

【制　作】　将大青叶拣去杂质,洗净后晒干或烘干,切成片,

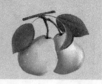

与择洗干净的金银花同放入砂锅,加水浓煎 2 次,每次 30 分钟,合并 2 次滤汁,待滤汁转温后加入蜂蜜,拌和均匀即成。

【用　法】　早晚分饮。

【功　效】　疏风清热,解毒利咽。适用于感冒并发急性咽炎、扁桃体炎。

10. 银翘射干蜜饮

【原　料】　金银花 10 克,连翘 6 克,射干 5 克,蜂蜜 15 克。

【制　作】　将金银花、连翘、射干洗净,入锅,加适量水,煎煮 30 分钟,去渣取汁,待药汁转温后调入蜂蜜即成。

【用　法】　代茶频饮。

【功　效】　清热解毒,利咽消肿。适用于感冒并发急性咽炎、急性扁桃体炎。

11. 土牛膝板蓝根饮

【原　料】　土牛膝 15 克,板蓝根 15 克。

【制　作】　将土牛膝、板蓝根分别拣去杂质,洗净,晒干后切成片,同放入砂锅,加水浸泡片刻,中火煎煮 20 分钟,用洁净纱布过滤取汁,放入容器即成。

【用　法】　代茶频饮。

【功　效】　清热解毒,利咽消肿。适用于感冒并发急性咽炎、急性扁桃体炎。

12. 银花甘桔饮

【原　料】　金银花 15 克,生甘草 3 克,桔梗 10 克,绿茶 2 克。

【制　作】　将金银花、生甘草、桔梗分别拣去杂质,洗净,晾干或晒干;生甘草、桔梗切成片,与金银花同放入砂锅,加适量水,大火煮沸,放入绿茶,改用小火煎煮 20 分钟,用洁净纱布过滤,取汁放入容器即成。

【用　法】　代茶频饮。

【功　效】　清热解毒,利咽消肿。适用于感冒并发急性咽炎、急性扁桃体炎。

13. 香蕉芹菜饮

【原　料】　香蕉 150 克,芹菜 250 克,蜂蜜适量。

【制　作】　将香蕉去皮,切块,然后捣泥。芹菜洗净后捣烂取汁,与香蕉泥一同倒入容器中用水泡上,再放蜂蜜拌匀即成。

【用　法】　上下午分饮。

【功　效】　清热解毒,泻火消肿。适用于感冒并发急性咽炎、急性扁桃体炎,对伴有大便秘结者尤为适宜。

14. 西瓜雪梨饮

205

【原　料】　雪梨 100 克,西瓜 200 克,生荸荠 40 克。

【制　作】　将雪梨、荸荠分别洗净,去皮,西瓜取瓤,共捣烂取汁即成。

【用　法】　上下午分饮。

【功　效】　清热解毒,泻火消肿。适用于感冒并发急性咽炎、急性扁桃体炎,对伴有大便秘结者尤为适宜。

15. 酸梅青果饮

【原　料】　酸梅 15 克,青果 10 颗。

【制　作】　将青果洗净,与酸梅同放入砂锅,加适量水,用中火煎煮 30 分钟即成。

【用　法】　代茶频饮。

【功　效】　养阴清热,生津润燥。适用于感冒并发急性咽炎、扁桃体炎。

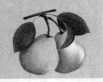

16. 萝卜青果饮

【原　料】　白萝卜 300 克,青果 10 颗。

【制　作】　将白萝卜、青果分别洗净,白萝卜刨去外皮,切成片或切成条,与青果同放入锅内,加适量水,用大火煮沸,改用小火煨煮 30 分钟,加少许精盐、味精,拌匀即成。

【用　法】　代茶频饮。

【功　效】　养阴清热,生津润燥。适用于感冒并发急性咽炎、扁桃体炎。

17. 板蓝根射干蜜饮

【原　料】　板蓝根 15 克,射干 10 克,蜂蜜适量。

【制　作】　将板蓝根、射干洗净,入锅,加适量水,煎煮 2 次,每次 20 分钟,合并滤汁,待药汁转温后,调入蜂蜜即成。

【用　法】　早中晚分饮。

【功　效】　清热解毒,泻火消肿。适用于感冒并发急性咽炎、扁桃体炎,对伴有大便秘结者尤为适宜。

18. 蒲公英土牛膝蜜饮

【原　料】　蒲公英 20 克(鲜品 40 克),土牛膝 15 克,蜂蜜 15 克。

【制　作】　将蒲公英、土牛膝分别拣去杂质,洗净,晾干,切碎,同放入砂锅,加水浸泡片刻,煎煮 20 分钟,用洁净的纱布过滤取汁,放入容器,趁温热加入蜂蜜,拌匀即成。

【用　法】　早晚分饮。

【功　效】　清热解毒,泻火消肿。适用于感冒并发急性咽炎、急性扁桃体炎,对伴有大便秘结者尤为适宜。

19. 鲜威灵仙丝瓜汁

【原　　料】　鲜威灵仙全草 50 克,新鲜嫩丝瓜 1 条(约 80 克)。

【制　　作】　将鲜威灵仙全草拣去杂质,保留其根,洗净后放入温水中浸泡 30 分钟,取出,切成碎小段,放入碗中。新鲜嫩丝瓜洗净,去蒂柄,切碎,与切成碎小段的鲜威灵仙全草放入榨汁机中,搅打取汁,用洁净纱布过滤,取得滤汁放入大杯中即成。

【用　　法】　早晚分饮。

【功　　效】　清热解毒,利咽消肿。适用于感冒并发急性咽炎、急性扁桃体炎。

20. 青果噙化方

【原　　料】　青果 10 枚。

【制　　作】　青果洗净后放入碗中,用淡盐水浸泡片刻即成。

【用　　法】　每日 2 次,每次 1 枚,逐个口噙青果,即用牙齿咬几口,使青果汁出汁,含汁停嚼,与唾液混合后,缓缓咽下。再过数分钟,又咬几口,使之出汁,这样重复若干次,1 枚青果噙化约 30 分钟,嚼完,弃青果核,将青果渣嚼食咽下,间隔 30 分钟,再噙化 1 枚。

【功　　效】　清热解毒,利咽消肿。适用于感冒并发急性咽炎、急性扁桃体炎。

21. 橄榄蒲公英粥

【原　　料】　蒲公英 15 克,橄榄 50 克,萝卜 100 克,粳米 50 克。

【制　　作】　将蒲公英、橄榄、萝卜共捣碎,装入纱布袋,加水适量,煎煮 20 分钟,去渣后与淘洗干净的粳米一同煮成粥即成。

【用　　法】　早晚分食。

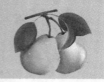

【功　效】　清热解毒,消肿止痛。适用于感冒并发急性咽炎、扁桃体炎。

22. 橄榄银花粥

【原　料】　橄榄肉 10 个,金银花 15 克,粳米 50 克,白糖适量。

【制　作】　将橄榄肉洗净,粳米洗净。炒锅上火,放入清水、粳米煮沸,加入橄榄肉及金银花,用小火煮至成粥,调入白糖即成。

【用　法】　早晚分食。

【功　效】　清热解毒,消肿止痛。适用于感冒并发急性咽炎、扁桃体炎。

23. 橄榄萝卜粥

【原　料】　橄榄肉 50 克,白萝卜 100 克,粳米 100 克,白糖各适量。

【制　作】　将橄榄肉、白萝卜洗净,切碎成米粒大小;再将粳米淘洗干净,下锅,加清水 1 000 毫升,煮沸,放入橄榄肉、白萝卜和白糖煮成粥。

【用　法】　早晚分食。

【功　效】　清热解毒,消肿止痛。适用于感冒并发急性咽炎、扁桃体炎。

24. 橄榄糕

【原　料】　橄榄仁 50 克,面粉 50 克,发酵粉、白糖各适量。

【制　作】　将橄榄仁捣碎磨粉,掺入面粉中,加发酵粉、白糖及适量清水和匀,制成橄榄糕生坯,然后上蒸笼蒸熟,取出即成。

【用　法】　随量食用。

【功　效】　清热解毒,消肿止痛。适用于感冒并发急性咽炎、扁桃体炎。

25. 冰糖炖橄榄

【原　料】　橄榄 20 个,冰糖 50 克。

【制　作】　将橄榄打碎,冰糖研碎待用。取砂锅上火,放入适量清水、橄榄、冰糖,用大火煮沸后,改用小火炖约 30 分钟即成。

【用　法】　上下午分食。

【功　效】　利咽解毒,止咳化痰。适用于感冒并发急性咽炎、扁桃体炎及急性支气管炎。

26. 橄榄萝卜汤

【原　料】　橄榄 5 个,萝卜 250 克,精盐适量。

【制　作】　将橄榄洗净;萝卜洗净,切块。砂锅上火,放入清水、橄榄、萝卜,用大火煮沸后,改用小火煮至汤浓,加入精盐调味即成。

【用　法】　佐餐,随量食用。

【功　效】　清热解毒,利咽止痛。适用于感冒并发急性咽炎、扁桃体炎。

(二)急性支气管炎的食疗验方

1. 橄榄萝卜茶

【原　料】　橄榄 100 克,白萝卜 500 克。

【制　作】　将橄榄敲碎,白萝卜洗净并切片,同入锅中,煎煮 30 分钟后去渣取汁即成。

【用　法】　早晚分饮。

【功　效】　止咳化痰,润肺生津。适用于感冒伴发急性支气管炎,对咳嗽痰多、咽喉干燥者尤为适宜。

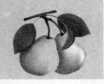

2. 双子橘皮甘草茶

【原　料】　炒芥菜子、炒萝卜子、橘皮各 10 克,甘草 3 克。

【制　作】　将以上 4 味同入锅中,加水适量,大火煮沸,改用小火煎煮 20 分钟,去渣取汁即成。

【用　法】　代茶频饮。

【功　效】　止咳化痰。适用于感冒伴发急性支气管炎,对痰多气喘者尤为适宜。

3. 丝瓜花茶

【原　料】　丝瓜花 15 克,蜂蜜适量。

【制　作】　将丝瓜花放入瓷杯中,以沸水浸泡闷 10 分钟,调入适量蜂蜜即成。

【用　法】　每日 2～3 次,趁热顿饮。

【功　效】　止咳化痰。适用于感冒伴发急性支气管炎,对痰多气喘者尤为适宜。

4. 萝卜姜汁茶

【原　料】　白萝卜 500 克,姜汁 10 克。

【制　作】　将白萝卜洗净,切丝,捣烂取汁,加入生姜汁,搅匀即成。

【用　法】　早晚分饮。

【功　效】　止咳化痰,清肺解表。适用于感冒伴发急性支气管炎。

5. 丝瓜葵花瓣蜜茶

【原　料】　丝瓜 30 克,葵花花瓣 10 克,薄荷 6 克,生姜 3 克,蜂蜜 10 克,米汤适量。

【制　　作】　将丝瓜、葵花花瓣、薄荷、生姜切细,同入锅中,加水适量,用中火煎煮取汁 200 毫升,再加入米汤,用大火煮沸,稍温后调入蜂蜜即成。

【用　　法】　代茶频饮,当天饮完。

【功　　效】　清肺生津,止咳化痰。适用于感冒伴发急性支气管炎。

6. 杏橘生姜茶

【原　　料】　红茶、橘皮各 2 克,生姜 3 片,杏仁(打碎)3 克,红糖适量。

【制　　作】　将以上 4 味放入茶杯中,以沸水冲泡 10 分钟,调入红糖即成。

【用　　法】　代茶频饮,当天饮完。

【功　　效】　止咳化痰,发散风寒。适用于感冒伴发急性支气管炎。

211

7. 花生荸荠奶露

【原　　料】　花生酱 25 克,荸荠 200 克,牛奶 450 毫升,白糖 50 克,湿淀粉 30 克。

【制　　作】　将花生酱用水调开,加入牛奶,然后一起放在锅里,放火上煮沸,加白糖,再煮沸后用湿淀粉勾成薄芡,装在汤碗里;荸荠洗净,削去皮,切成细粒,放在煮好的奶露中即成。

【用　　法】　代茶频饮,当天饮完。

【功　　效】　润肺化痰,补气滑肠。适用于感冒伴发急性支气管炎,对恢复期尤为适宜。

8. 菠萝杏仁冻

【原　　料】　菠萝片 150 克,菠萝汁 100 克,琼脂、白糖各适量。

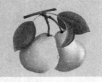

【制　作】　将琼脂用水泡软、煮化。取锅加水,置火上煮沸,加入菠萝片、菠萝汁和琼脂,再放入白糖,用小火熬至琼脂化开,晾凉,装容器内,放入冰箱内冷冻即成。

【用　法】　随量食用。

【功　效】　止咳化痰,发散风寒。适用于感冒伴发急性支气管炎。

9. 杏仁茶

【原　料】　粳米 250 克,杏仁 100 克,白糖、鲜牛奶各适量。

【制　作】　将粳米洗净,加清水 3 000 毫升浸透;杏仁用热水浸泡后剥去衣,放入浸透的粳米中拌和,用石磨带水磨成米浆。锅内放清水 3 000 毫升,加白糖煮沸后,将米浆渐渐倒入,边倒边用铁勺搅动,搅至呈薄浆,加鲜牛奶拌匀,再煮片刻即成。

【用　法】　上下午各饮 1/4,2 天内饮完。

【功　效】　止咳化痰,润肺补肺。适用于感冒伴发急性支气管炎。

10. 萝卜姜枣蜜

【原　料】　白萝卜 1 个,生姜 1 块,红枣 3 枚,蜂蜜 30 克。

【制　作】　将白萝卜、生姜分别洗净,晾干,切成薄片备用。萝卜片、生姜片、红枣一同放入锅中,加入清水 400 毫升,煮沸 20 分钟,去渣,加入蜂蜜,再稍煮即成。

【用　法】　上下午分食。

【功　效】　止咳化痰,辛温解表。适用于感冒伴发急性支气管炎。

11. 椒盐杏仁

【原　料】　甜杏仁 200 克,花椒盐 10 克,净沙 100 克。

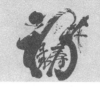

【制　作】　将甜杏仁放在水中煮5分钟,至杏仁皮能用手捻下时取出,去皮沥水,加花椒盐拌和,静置1小时。锅中放净沙,炒烫以后,放入杏仁,炒至杏仁发胀时取出即成。

【用　法】　零食,每次不超过20克。

【功　效】　止咳化痰,辛温解表。适用于感冒伴发急性支气管炎。

12. 杏仁豆腐

【原　料】　杏仁霜1包,洋菜10克,白糖、牛奶、糖水橘子各适量。

【制　作】　洋菜洗净,放入锅内,加清水、用小火将洋菜煮溶化,加牛奶、叶仁霜、白糖,调匀后煮至微沸,出锅倒入盘内,冷却后放进冰箱或阴凉处(须严格注意卫生,防止细菌污染),使其凝结起来,即成杏仁豆腐。锅内放清水,加白糖,煮沸后倒出冷却或放进冰箱中冷凉,成冰凉糖水;或将杏仁豆腐从冰箱中取出,用消毒过的小刀划成斜薄片,放进碗里;将冰凉的糖水倒入盛有杏仁豆腐的碗里,再放上几片糖水橘子即成。

【用　法】　佐餐,随量食用。

【功　效】　止咳化痰,辛温解表。适用于感冒伴发急性支气管炎。

13. 萝卜蒸饺

【原　料】　粳米450克,萝卜750克,黄豆50克,蒜苗50克,姜丝、精盐、辣椒粉、花椒粉、植物油各适量。

【制　作】　将萝卜洗净,削去外皮,切去根部,刨成细丝,加入精盐拌匀,腌渍入味;蒜苗去老茎,洗净,沥水,切成段;将腌好的萝卜丝放入盆内,加入蒜苗段、生姜丝、辣椒粉、精盐,拌和均匀,成为馅料。粳米用清水淘洗干净;黄豆拣去杂质,洗净;粳米和黄豆一起

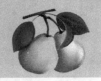

放入盆内,加清水浸泡5小时,捞出沥水,加清水,带水磨成细浆,盛在盆内。锅上大火,放植物油烧至八成热,将半月形铁勺入油中炸热,取出,舀入米豆浆,盖着勺面,加入馅料摊匀,再舀入米豆浆覆盖萝卜丝上呈饺子形,下锅中炸至萝卜饺呈金黄色,出锅即成。

【用　　法】　主食,随量食用。

【功　　效】　止咳化痰,辛温解表。适用于感冒并发支气管炎。

14. 百合枇杷藕茶

【原　　料】　鲜藕、鲜百合、去核枇杷各30克,红糖适量。

【制　　作】　将藕洗净,切片,与百合、枇杷同煎取汁,再调入红糖即成。

【用　　法】　代茶频饮,当天饮完。

【功　　效】　清肺止咳,润燥凉血。适用于感冒并发急性支气管炎。

15. 苦杏仁鸭梨饮

【原　　料】　苦杏仁10克,大鸭梨1个,冰糖适量。

【制　　作】　将杏仁去皮、去尖,打碎;鸭梨去核,切块;加适量水同煮,待熟加入冰糖,煮至冰糖溶化即成。

【用　　法】　代茶饮。

【功　　效】　清肺化痰,镇咳生津。适用于感冒并发急性支气管炎。

16. 梨贝桑杏饮

【原　　料】　雪梨1个,桑叶10克,杏仁10克,川贝母10克。

【制　　作】　将以上4味药水煎或开水冲泡即成。

【用　　法】　代茶饮。

【功　　效】　清肺化痰,镇咳生津。适用于感冒并发急性支气管炎。

17. 荸荠无花果饮

【原　料】　新鲜荸荠 500 克,无花果 150 克。

【制　作】　将新鲜荸荠放入清水中浸泡片刻,用力反复将外表皮刷洗干净,转入温开水中冲一下,切去荸荠头、尾,连皮切成片或切碎,盛入碗中备用。再将无花果洗净,切成片或切碎,与荸荠片同放入家用搅拌机中,视需要可酌加凉开水适量,搅打成浆汁,用干净纱布过滤(滤渣勿弃),收取滤汁即成。

【用　法】　早晚 2 次分饮;或当饮料分数次饮用,鲜荸荠、无花果滤渣也可同时嚼食咽下。

【功　效】　清热化痰,生津止渴。适用于感冒并发急性支气管炎。

18. 八汁饮

【原　料】　生藕汁、生姜汁、梨汁、萝卜汁、白果汁、甘蔗汁、竹沥、蜂蜜各适量。

【制　作】　将以上 8 味和匀即成。

【用　法】　上下午分饮。

【功　效】　清热化痰,生津止渴。适用于感冒并发急性支气管炎。

19. 荸荠甘蔗汁

【原　料】　荸荠 200 克,冰糖 80 克,甘蔗 350 克,胡萝卜 200克,白茅根 50 克。

【制　作】　将荸荠用水洗净,削皮,再用盐水浸泡片刻,然后冲净;甘蔗用刀削去外皮,用盐水略浸,冲净;胡萝卜削皮,切厚片;茅根洗净,切小段。把以上原料放入大锅内,倒入适量清水,用大

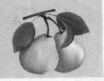

火煲开后,改用中火煲 1 个半小时,待凉即成。

　　【用　法】　上下午分饮。

　　【功　效】　清肺化痰,润肠通便。适用于感冒并发急性支气管炎。

20. 生姜芥菜饮

　　【原　料】　生姜 10 克,芥菜 80 克。

　　【制　作】　将以上 2 味洗净,切碎,加水煎汤。

　　【用　法】　上下午分饮。

　　【功　效】　疏风散寒,止咳化痰。适用于感冒并发急性支气管炎,对伴有畏寒怕冷者尤为适宜。

21. 生姜秋梨饮

　　【原　料】　生姜 5 片,秋梨 1 个,红糖适量。

　　【制　作】　将生姜、秋梨洗净,切成薄片,放入锅内,加水,用大火煮沸后改用小火煎 15 分钟,加入红糖即成。

　　【用　法】　趁热喝汤吃梨,每日 1 剂,分 1～2 次饮用,连饮 3 天,饮后盖被出微汗,避风。

　　【功　效】　清肺化痰,润肠通便。适用于感冒并发急性支气管炎。

22. 雪梨川贝饮

　　【原　料】　雪梨 1 个,川贝母 3 克,白菊花 3 克,冰糖 20 克。

　　【制　作】　将雪梨洗净,切片,与川贝母、白菊花一同放入砂锅,加适量水,煎汤取汁,调入冰糖即成。

　　【用　法】　趁热喝汤吃梨,每日 1 剂,分 1～2 次饮用,连饮 3 天,饮后盖被出微汗,避风。

　　【功　效】　清肺化痰,镇咳生津。适用于感冒并发急性支气管炎。

23. 杏仁牛奶汁

【原　料】 鲜牛奶 100 毫升,杏仁精 2 滴,琼脂、白糖各适量。

【制　作】 将琼脂洗净,沥干,切成 3 段。汤锅上火,加清水、放入琼脂煮沸,用手勺晃动,待琼脂溶化起黏时,加白糖,煮沸离火,倒入鲜牛奶、杏仁精,再用手勺搅动,起锅倒入筛内过滤,冷却,放入冰箱冷冻;汤锅上火,放清水煮沸,加白糖,用手勺搅动,使糖溶化,将锅半边离火,撇去汤面浮沫,倒入筛内过滤,冷却后,再放入冰箱冷藏。食时将杏仁牛奶冻从冰箱内取出,用刀划成菱形小块,放入糖水碗内即成。

【用　法】 上下午分饮。

【功　效】 止咳化痰,补虚润肠。适用于感冒并发急性支气管炎,对伴有体虚者尤为适宜。

24. 丝瓜猕猴桃汁

【原　料】 新鲜丝瓜 500 克,猕猴桃 200 克,白糖适量。

【制　作】 将丝瓜去皮,猕猴桃去皮,用清水洗净,切碎,放入榨汁机内,榨取汁,加入白糖即成。

【用　法】 上下午分饮。

【功　效】 止咳化痰,生津润燥。适用于感冒并发急性支气管炎。

25. 丝瓜嫩葫芦汁

【原　料】 新鲜丝瓜 100 克,嫩葫芦 100 克,精盐适量。

【制　作】 将丝瓜去皮,葫芦去子,用清水洗净,切碎,放入榨汁机内榨取汁,加入精盐即成。

【用　法】 上下午分饮。

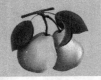

【功　效】　止咳化痰,生津润燥。适用于感冒并发急性支气管炎。

26. 丝瓜莴笋汁

【原　料】　新鲜丝瓜 500 克,莴笋 200 克,白糖适量。

【制　作】　将丝瓜去皮,莴笋去皮,用清水洗净,切碎,放入榨汁机内榨取汁,加入白糖即成。

【用　法】　上下午分饮。

【功　效】　止咳化痰,生津润燥。适用于感冒并发急性支气管炎。

27. 甜萝卜汁

【原　料】　白萝卜 1 000 克,柠檬汁、蜂蜜各适量。

【制　作】　将白萝卜洗净,切成两半,用榨汁机把汁液榨出,倒入玻璃杯内,加入柠檬汁和蜂蜜调味即成。

【用　法】　上下午分饮。

【功　效】　止咳化痰,生津润燥。适用于感冒并发急性支气管炎。

28. 雪梨鲜藕汁

【原　料】　雪梨汁、鲜藕汁各 150 克。

【制　作】　每次将雪梨汁半杯配鲜藕汁半杯饮用。

【用　法】　上下午分饮。

【功　效】　止咳化痰,生津润燥。适用于感冒并发急性支气管炎。

29. 杏仁奶露

【原　料】　鲜牛奶 500 克,杏仁霜 50 克,湿淀粉 50 克。

【制　作】　锅上火，加开水1 000毫升和杏仁霜，煮沸后，倒入鲜牛奶再煮沸，用湿淀粉勾芡，盛入瓷碗即成。

【用　法】　上下午分饮。

【功　效】　止咳化痰，生津润燥。适用于感冒并发急性支气管炎。

30. 百合花杏仁羹

【原　料】　干百合花15克，甜杏仁200克，大米50克，白糖50克。

【制　作】　将百合花用水泡开，切成粒；杏仁用开水泡片刻，剥去外面红衣，洗净，剁成粒，用凉水泡上；大米淘洗干净，与杏仁放在一起，加入清水，磨成细浆。炒锅置火上，加清水和白糖，待糖溶化后，放入百合花小片，再将杏仁大米浆慢慢倒入锅内，随倒随用手勺搅匀，全部搅成浓汁，熟后盛入碗内即成。

【用　法】　佐餐食用。

【功　效】　清肺润肺，止咳化痰。适用于感冒并发急性支气管炎。

31. 荸荠海蜇羹

【原　料】　荸荠10个，海蜇60克，猪油、精盐、味精、淀粉各适量。

【制　作】　将荸荠去皮，清水洗净，切碎；海蜇放温水中浸泡半小时，过凉水洗净，切成细丝；取一个小碗，将淀粉加水拌匀。锅内放适量清水煮沸，把荸荠、海蜇丝放入锅内，加猪油煮熟，加精盐、味精调味，加入淀粉，拌匀再煮沸即成。

【用　法】　佐餐食用。

【功　效】　清肺润肺，止咳化痰。适用于感冒并发急性支气管炎。

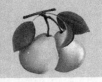

32. 红橘羹

【原　料】　红橘 250 克,山楂糕 250 克,白糖、玉米粉各适量。

【制　作】　将山楂糕切成碎块。炒锅置火上,放水煮沸,放入山楂糕煮 10 分钟,放入白糖,再放入去皮、去子切成丁的红橘,水沸后,用玉米粉勾芡即成。

【用　法】　佐餐食用。

【功　效】　清肺润肺,止咳化痰。适用于感冒并发急性支气管炎。

33. 蜜汁荸荠

【原　料】　荸荠 750 克,山楂糕 50 克,蜂蜜、香油各适量。

【制　作】　将荸荠洗净,去皮,放入沸水锅中焯一下,立即捞出,放在大碗内,加入白糖,上蒸笼蒸烂,取出;蒸荸荠的原汁滗在锅内,加入蜂蜜煮沸后改为小火煮一会儿;山楂糕切成象眼片,放入热水中稍烫一下;蒸好的荸荠码在碗内,荸荠上面加山楂糕片,再将蜜汁淋上少许香油,浇在荸荠上即成。

【用　法】　甜食,随量食用。

【功　效】　清肺化痰,补气润燥。适用于感冒并发急性支气管炎。

34. 荸荠豆浆

【原　料】　荸荠 100 克,生豆浆、白糖各适量。

【制　作】　将荸荠用清水洗净,用沸水烫约 1 分钟,放在白内捣烂,再用洁净纱布绞汁待用。生豆浆放在锅内,置火上煮沸,掺入荸荠汁,待再次煮沸后倒入碗中,加白糖搅匀即成。

【用　法】　上下午分饮。

【功　效】　止咳化痰,补气生津。适用于感冒并发急性支气管炎。

35. 白萝卜豆奶

【原　料】　新鲜白萝卜 250 克,豆奶适量。

【制　作】　将新鲜白萝卜用清水反复洗净,用温开水冲一下,连皮(包括根在内)切碎,放入榨汁机中,快速榨取汁,用洁净纱布过滤,取滤汁与豆奶充分混合,放入砂锅,用小火或微火煮沸即成。

【用　法】　佐餐食用。

【功　效】　止咳化痰,补气生津。适用于感冒并发急性支气管炎。

36. 八宝梨罐

【原　料】　梨 500 克,青红丝 40 克,桂圆肉 40 克,糯米 50 克,白糖、核桃仁、橘饼、青梅、瓜子仁、红枣、冬瓜条、桂花酱、植物油各适量。

【制　作】　将梨洗净,削去皮,去掉梨柄,在梨的顶端切下一块作盖用,再挖出梨核,做成罐状;罐状梨放入开水中略烫,捞出沥去水;糯米淘洗干净,放入碗中,加入清水,装入蒸笼蒸至八成熟取出;红枣去核,同核桃仁均切成丁方丁;桂圆肉、橘饼、青梅、冬瓜条均切成小方丁。炒锅置火上,放入清水,用大火煮沸,加入红枣、核桃仁、桂圆肉、橘饼、青梅、冬瓜条小方丁稍焯,用漏勺捞出,沥去水,放入碗中,加入白糖、桂花酱、植物油、瓜子仁、蒸过的糯米,拌成馅,装入梨罐内,盖好盖;青梅切成细条,装在梨盖上做梨柄,放入盘中,入蒸笼,用中火蒸 30 分钟左右取出,撒上青红丝。炒锅置火上,放入清水、桂花酱、白糖,用大火煮沸,浇在梨上即成。

【用　法】　甜食,随量食用。

【功　效】　止咳化痰,润肺开胃。适用于感冒并发急性支气管炎,对伴有乏力、食少者尤为适宜。

221

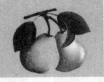
37. 拔丝梨

【原　料】　黄梨8个,鸡蛋2个,白糖、植物油、面粉、湿淀粉各适量。

【制　作】　将梨洗净,去皮后切去两端,剖成两半,剔除梨核,切成木梳背块;鸡蛋取蛋清打入碗内,加入面粉、湿淀粉,用筷子搅成糊状。炒锅置火上,放油烧热,将梨块挂糊后投入锅中,炸至呈金黄色,用漏勺捞出,沥去油;炒锅置火上,放入白糖,加清水,用手勺炒搅,待白糖变成红色并起小泡时,倒入梨块,洒入清水,将锅翻炒几下,出锅盛入盘中即成(蘸凉开水进食)。

【用　法】　甜食,随量食用。

【功　效】　止咳化痰,润肺开胃。适用于感冒并发急性支气管炎,对伴有乏力、食少者尤为适宜。

38. 拔丝杏

【原　料】　杏12个,鸡蛋3个,白糖、植物油、面粉、湿淀粉各适量。

【制　作】　将杏洗净,去两端,剖成两瓣后去杏核,大的破成四瓣;鸡蛋取蛋清,在鸡蛋清内加入面粉、湿淀粉,用筷子打成鸡蛋清糊。炒锅置火上,放植物油烧热,将杏肉蘸匀鸡蛋清糊,依次投入锅中,炸至呈金黄色,用漏勺捞出控净油;原锅洗净置火上,放入白糖,加入适量清水,炒至呈黄色并起小泡时,倒入杏瓣,洒入清水,翻炒几下,出锅倒入抹好油的盘中,配一碗凉开水(食时蘸用)上桌即成。

【用　法】　甜食,随量食用。

【功　效】　止咳化痰,润肺开胃。适用于感冒并发急性支气管炎,对伴有乏力、食少者尤为适宜。

39. 百合梨

【原　料】　百合 60 克,白梨 300 克,芡实粉 50 克,豌豆 10 克,蜂蜜、冰糖各适量。

【制　作】　将百合冲洗干净,放在小碟上加蜂蜜拌匀,上笼屉蒸熟取出备用;白梨去皮和核,切成橘瓣状。冰糖放入锅内加开水 500 毫升,使冰糖熬化,再加入白梨、豌豆,倒入蒸好的百合,开锅后用芡实粉勾芡即成。

【用　法】　甜食,随量食用。

【功　效】　止咳化痰,润肺开胃。适用于感冒并发急性支气管炎,对伴有乏力、食少者尤为适宜。

40. 川贝糯米梨

【原　料】　鸭梨 1 个,川贝母 4 克,糯米 50 克,植物油、白糖、桂花卤、湿淀粉各适量。

【制　作】　将川贝母研碎;鸭梨洗净,削皮去核;川贝母装入梨内,放入碗中;糯米洗净后入碗,加清水、白糖、桂花卤和植物油拌匀。将拌好的糯米放入盛梨的碗内,用油纸封住碗口,上蒸笼 1 小时,取下扣入盘中;锅中放入清水,加入余下的白糖,煮沸后用湿淀粉勾稀芡,浇在糯米梨上即成。

【用　法】　上下午分食。

【功　效】　润肺止咳,养阴清热。适用于感冒并发急性支气管炎,对恢复期尤为适宜。

41. 止咳梨膏糖

【原　料】　鸭梨 100 克,茯苓、制半夏、川贝母、杏仁、前胡各 30 克,百部 50 克,款冬花 20 克,生甘草 10 克,白糖各适量。

【制　作】　将鸭梨洗净、切碎,与茯苓、制半夏等 8 味药料一

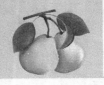

起加水煎煮;每20分钟取煎液1次;加水再煎,共取4次。合并煎液,以小火煎煮浓缩,至煎煮液较稠厚时,加白糖,调匀,继续煎熬至用勺挑起成丝而不粘手时停火,趁热将糖倒在表面涂过油的大搪瓷盘中,待稍冷,先将其切成条,再切成约100块,撒上白糖即成。

【用　法】　每日3次,每次吃2～3块。

【功　效】　润肺止咳,养阴清热。适用于感冒并发支气管炎恢复期。

42. 水果什锦粥

【原　料】　粳米200克,橘子30克,菠萝30克,梨25克,青梅、香蕉、樱桃、白糖各适量。

【制　作】　将粳米淘洗干净;橘子剥去外皮,取橘瓣;菠萝去皮,切成小块;香蕉去皮,切成小块;梨洗净,去皮,切成小块。将粳米放入锅内,加入清水,上火煮至米开花、粥黏稠时,加入白糖调味,离火,将橘瓣、菠萝块、梨块、青梅、香蕉块拌入粥内,再在每碗粥内放3个红樱桃即成。

【用　法】　早晚分食。

【功　效】　止咳化痰,生津养阴。适用于感冒并发支气管炎,对咳嗽、口干舌燥者尤为适宜。

43. 绿豆草莓粥

【原　料】　绿豆50克,粳米200克,草莓75克,白糖适量。

【制　作】　将绿豆放入清水中浸泡4小时;草莓择洗干净,切成碎块。将粳米洗净,与泡好的绿豆一同放入锅内,加入适量水,置大火上煮沸,转小火熬至黏稠,拌入草莓块、白糖即成。

【用　法】　早晚分食。

【功　效】　止咳化痰,生津养阴。适用于感冒并发支气管炎,

224

对咳嗽、口干舌燥者尤为适宜。

44. 竹叶瓜蒌粥

【原　料】　大米 100 克。鲜嫩竹叶 90 克,瓜蒌 20 克,冰糖 50 克。

【制　作】　将鲜竹叶、瓜蒌洗净,水煎去渣,澄清后取汁,与淘洗干净的大米一同加水煮成稀粥,加冰糖调味即成。

【用　法】　早晚分食。

【功　效】　止咳化痰,生津养阴。适用于感冒并发支气管炎,对咳嗽、口干舌燥者尤为适宜。

45. 贡米八宝饭

【原　料】　糯米 200 克,莲子、百合、白果各 20 克,青果脯、蜜饯瓜条各 15 克,金橘饼、核桃仁、桂花糖各 5 克,红枣 5 枚,白糖、猪油、蜂蜜各适量

【制　作】　将糯米洗净,用清水泡 4 小时,上蒸笼蒸熟取出,拌入猪油、白糖;将以上配料切成丁,拌匀,装入碗内,再将拌好的糯米装在碗里抹平,上蒸笼蒸透,取出翻扣入大窝盘中间。炒锅上火,加清水适量,下入白糖、蜂蜜,熬至浓稠汁时,起锅浇在八宝饭上即成。

【用　法】　主食,随量食用。

【功　效】　润肺止咳,健脾安神。适用于感冒并发支气管炎,对恢复期和兼有便秘、失眠者尤为适宜。

46. 橘红糕

【原　料】　橘红粉 10 克,米粉 500 克,白糖 50 克。

【制　作】　将橘红粉与白糖混匀,做馅。米粉用水湿润,撒在蒸笼的屉布上,盖上盖,用大火蒸 15～20 分钟,待晾凉后再摊在洁

225

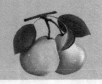

净的屉布上，用刀压平，撒上橘红馅，上面再撒一层蒸熟的米粉糕，压实，把糕切成块即成。

【用　法】　随量食用。

【功　效】　化痰止咳，健脾消食。适用于感冒并发支气管炎，对伴有痰多、食少者尤为适宜。

47. 牛奶杏仁糕

【原　料】　牛奶 500 克，甜杏仁 250 克，玉米粉 400 克，鸡蛋清 500 克，白糖各适量。

【制　作】　将杏仁洗净，放入开水中泡好，用漏勺捞出，去皮后剁烂，放入清水中搅匀，磨成浆，再用杏仁浆与玉米粉调匀；将白糖、牛奶、清水放入锅中煮沸，再将杏仁、玉米粉下入锅中搅匀，煮熟待用；鸡蛋清放入盆内，用蛋棒搅匀。炒锅上火，放入烧好的杏仁糊煮开，加入鸡蛋清，用手勺拌匀，倒入抹好油的盘内，再将此盘放在加入清水的大盘内，放入烤炉中烤熟，取出晾凉后即成。

【用　法】　随量食用。

【功　效】　止咳化痰，补虚润肠。适用于感冒并发支气管炎，对伴有体质虚弱者尤为适宜。

48. 蒜泥拌萝卜丝

【原　料】　紫皮大蒜头 1 个，白萝卜 250 克，精盐、酱油、味精、香油各适量。

【制　作】　将大蒜头去皮，打碎成泥；萝卜洗净，刮皮，用凉开水洗过后，切成细丝，加精盐拌匀，压紧腌 1 天；食前将萝卜丝滤去盐水，加入蒜泥、酱油、醋、味精、香油，拌匀即成。

【用　法】　凉菜，随量食用。

【功　效】　清热化痰，润燥除烦。适用于感冒并发支气管炎，对恢复期尤为适宜。

49. 杏仁拌苜蓿

【原　料】　嫩苜蓿 450 克,罐装杏仁 20 克,精盐、味精、酱油、香油各适量。

【制　作】　将苜蓿拣去杂质,洗净,放入沸水锅中焯一下,捞出洗净,沥干水;杏仁放入沸水锅中稍焯,捞出沥水。苜蓿放入盘内,加入杏仁、酱油、香油、精盐、味精,拌匀即成。

【用　法】　凉菜,随量食用。

【功　效】　清热化痰,润燥除烦。适用于感冒并发支气管炎。

50. 花椒煨梨

【原　料】　花椒 10 粒,大雪梨 1 个,面粉 50 克,冰糖 30 克。

【制　作】　将梨削皮,然后用削尖的筷子在梨表面均匀戳 10 个小孔,把花椒逐个按入小孔内;将面粉加水调湿,揉成面团,擀成圆皮,包在梨的表面,放入烘箱内烘熟,然后取出梨,剥去面皮,挑出花椒,把梨装在盘内;冰糖放入锅内,加入适量水,熬成糖汁,浇在梨的面上即成。

【用　法】　甜点,随量食用。

【功　效】　清肺润肺,止咳化痰。适用于感冒并发支气管炎,对咳嗽痰多、色黄质稠者尤为适宜。

51. 白果蒸蛋

【原　料】　白果 4 个,鸡蛋 2 个。

【制　作】　将白果去壳,研成细末。在鸡蛋一端打孔,装入白果末,口朝上放入盛有米饭的小碗内(以便鸡蛋立起),将白果蛋蒸熟即成。

【用　法】　早晚各吃 1 个。

【功　效】　清肺补气。适用于感冒并发支气管炎,对恢复期

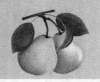

尤为适宜。

52. 葱油芦笋

【原　料】　葱油 15 克,芦笋 400 克,香油、精盐、味精、黄酒、鸡汤各适量。

【制　作】　将芦笋洗净,用开水焯后过凉,放入鸡汤中煨 5 分钟,捞出晾凉;芦笋加以上调料拌匀,装盘摆成方形即成。

【用　法】　佐餐,随量食用。

【功　效】　清热化痰,利肺降脂。适用于感冒并发支气管炎,对咳嗽痰多、色黄质稠者尤为适宜。

53. 罗汉果炖猪肺

【原　料】　罗汉果 1 个,猪肺 250 克,姜片、黄酒、精盐各适量。

【制　作】　将猪肺灌洗干净,切成块。砂锅置火上,放入清水、猪肺煮沸,撇去浮沫,加入切成两半的罗汉果、黄酒、精盐,改用小火炖约 1 小时,至猪肺脆滑酥软时即成。

【用　法】　佐餐,随量食用。

【功　效】　止咳化痰,补肺定喘。适用于感冒并发支气管炎,对干咳气喘明显者尤为适宜。

54. 萝卜杏仁炖猪肺

【原　料】　苦杏仁 15 克,猪肺 250 克,萝卜 250 克,姜片、精盐、黄酒各适量。

【制　作】　将苦杏仁浸泡后去皮、去尖;萝卜洗净,切块;将猪肺灌洗干净,切块。砂锅置火上,放入清水、猪肺煮沸,撇去浮沫,加入苦杏仁、萝卜、生姜片、精盐、黄酒,用小火炖至熟烂即成。

【用　法】　佐餐,随量食用。

【功　效】　止咳化痰,补肺定喘。适用于感冒并发支气管炎,对干咳气喘明显者尤为适宜。

55. 炒菊红

【原　料】　鸭肫 250 克,净荸荠 150 克,鸡蛋(取清)1 个,葱白 1 根,精盐、味精、黄酒、酱油、白糖、干淀粉、植物油各适量。

【制　作】　将鸭肫、荸荠分别洗净,鸭肫内皮朝下平放在案板上,左手拇指按住肫的外皮,用刀将皮划开,贴着外皮向里平铲(底皮不断),再将刀背向里,贴着底皮,往外平铰,去净肫皮,用刀平切成薄片放入盘内,加味精、精盐、鸡蛋清及干淀粉拌匀待用;荸荠放在案板上,用刀切成厚薄片;葱白切成小段,同放入盘内。炒锅上火,放油烧至七成热,将鸭肫片放入锅内,用手勺推动,再将荸荠片下锅,待鸭肫呈青紫色,离火,倒入漏勺沥油;炒锅再上火,放入葱白段炝锅,将鸭肫、荸荠放入锅内,加味精、白糖、黄酒、酱油,用手勺推炒,用湿淀粉勾芡,淋上熟油,颠翻炒锅,起锅装盘即成。

【用　法】　上下午分食。

【功　效】　清肺化痰,滋阴养胃。适用于感冒并发支气管炎,对伴有体虚胃病者尤为适宜。

56. 蜇羹汤

【原　料】　鲜荸荠 15 克,海蜇 30 克,川贝母 9 克。

【制　作】　荸荠去皮,海蜇用清水泡发,漂洗干净,切碎,同川贝母一起放入锅内,加适量水,用小火煮 1 小时即成。

【用　法】　上下午分食。

【功　效】　清肺化痰,润肺止咳。适用于感冒并发支气管炎,对咳嗽痰多、色黄质稠者尤为适宜。

57. 杏仁双叶猪肺汤

【原　料】　南杏仁(去衣)30 克,冬桑叶、北杏仁(去衣)、枇杷

229

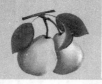

叶各 25 克,猪肺 1 具,陈皮 10 克,精盐适量。

【制　作】　将猪肺洗净,切成块,放入沸水中煮 5 分钟左右,捞出备用;南杏仁、北杏仁、冬桑叶、枇杷叶、陈皮分别用清水洗净,冬桑叶、枇杷叶装入干净纱布袋内。砂锅内放入适量清水,先用大火煮至水沸,然后放入以上全部原料,改用小火继续炖 2 小时,取出药袋,加入精盐调味即成。

【用　法】　佐餐,随量食用。

【功　效】　清肺化痰,润肺止咳。适用于感冒并发支气管炎,对咳嗽痰多、色黄质稠者尤为适宜。

58. 荸荠鸭汤

【原　料】　熟鸭脯肉 200 克,清水荸荠 10 个,熟火腿肉 50克,松子仁 20 粒,水发黑木耳 25 克,精盐、味精、猪油、鸡汤各适量。

【制　作】　将熟鸭脯肉切成丁,连同松子仁一起放在汤碗内;荸荠与熟火腿肉分别切成丁放在盘内。汤锅置火上,放入鸡汤、荸荠丁、黑木耳略煮一会儿,再放入火腿肉丁、精盐、味精煮沸,撇去浮沫,加入猪油;起锅盛入装有鸭脯肉的汤碗内即成。

【用　法】　佐餐,随量食用。

【功　效】　润肺化痰,滋阴补虚。适用于感冒并发支气管炎,对恢复期尤为适宜。

59. 白鸭冬瓜汤

【原　料】　白鸭 1 只,猪瘦肉 100 克,冬瓜 2 000 克,海参 50克,芡实 50 克,薏苡仁 50 克,葱、生姜、精盐、味精各适量。

【制　作】　将白鸭宰杀,去毛及内脏,洗净后切块;海参用清水泡发;冬瓜去皮洗净切块;芡实、薏苡仁洗净;猪瘦肉洗净,切片。芡实、薏苡仁、鸭肉块、猪肉片、海参、冬瓜及葱、生姜一同放入锅中,加水适量,煮至鸭肉、猪肉熟透,芡实、薏苡仁、冬瓜熟烂为止,最后加入食盐、味精调味即成。

【用　法】　佐餐,随量食用。

【功　效】　润肺化痰,滋阴补虚。适用于感冒并发支气管炎,对恢复期尤为适宜。

(三)细菌性肺炎的食疗验方

1. 枇杷竹叶茶

【原　料】　鲜枇杷叶、鲜竹叶、鲜芦根各20克。

【制　作】　将鲜枇杷叶、鲜竹叶、鲜芦根洗净,切碎,同入锅内,加水适量,煎取汁液。

【用　法】　代茶频饮。

【功　效】　清肺止咳,化痰除烦。适用于感冒并发细菌性肺炎。

231

2. 丝瓜冰糖茶

【原　料】　丝瓜200克,冰糖20克。

【制　作】　将以上2味同置碗中,加水适量,隔水炖熟。

【用　法】　早晚分饮。

【功　效】　清肺凉血,解毒化痰。适用于感冒并发细菌性肺炎,对恢复期尤为适宜。

3. 金银花雪梨汁

【原　料】　金银花30克,雪梨250克,蜂蜜20克。

【制　作】　将金银花拣去杂质,洗净,放入碗中,研碎。雪梨洗净,连皮切碎,与金银花碎末同放入砂锅,加适量水,煎煮20分钟,用洁净纱布过滤,去渣,收取滤汁放入容器,趁温热时调入蜂蜜,拌匀即成。

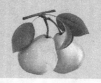

【用　　法】　早晚2次分饮,或当饮料,分数次饮完。

【功　　效】　清热化痰。适用于感冒并发细菌性肺炎,对咳嗽多痰、色黄质稠者尤为适宜。

4. 马兰头车前草汁

【原　　料】　新鲜马兰头500克,新鲜蒲公英500克,新鲜车前草500克。

【制　　作】　将新鲜马兰头、新鲜蒲公英、新鲜车前草分别择洗干净,连根将全草放入温开水中浸泡10分钟,捞出,切成碎段,捣烂,用洁净双层纱布包裹,挤压取汁,盛入容器内即成。

【用　　法】　早晚分饮。

【功　　效】　清热解毒,清肺化痰。适用于感冒并发细菌性肺炎。

5. 清肺五汁饮

【原　　料】　荸荠汁50克,梨汁50克,鲜藕汁50克,白萝卜汁50克,鲜芦根汁50克。

【制　　作】　将以上5种汁放入大容量杯中,充分拌匀即成。

【用　　法】　早晚分饮。

【功　　效】　清热润肺,止咳化痰。适用于感冒并发细菌性肺炎。

6. 鱼腥草蜜汁

【原　　料】　新鲜鱼腥草300克,蜂蜜15克。

【制　　作】　将新鲜鱼腥草洗净,放入温开水中浸泡10分钟,捞出后捣烂取汁,调入蜂蜜即成。

【用　　法】　上下午分饮。

【功　　效】　清热解毒,清肺止咳。适用于感冒并发细菌性肺炎,对兼有咳嗽痰黄者尤为适宜。

7. 公英芦根汁

【原　料】　新鲜蒲公英150克,新鲜芦根150克。

【制　作】　将新鲜蒲公英、芦根分别洗净,放入温开水中浸泡片刻,取出后切碎,捣烂取汁。若滤汁量较少时,可将纱布过滤后的蒲公英、芦根渣,放入适量温开水中浸泡片刻,重复上述过程制成汁液,合并2次滤汁,混合均匀即成。

【用　法】　上下午分饮。

【功　效】　清肺化痰,疏风解表。适用于感冒并发细菌性肺炎。

8. 橘杏丝瓜饮

【原　料】　橘皮20克,杏仁15克,丝瓜250克,白糖、精盐各适量。

【制　作】　将橘皮、杏仁、丝瓜洗净,放入锅中加适量水,置火上煮开,去渣,加白糖、精盐即成。

【用　法】　上下午分饮。

【功　效】　止咳化痰,理气清肺。适用于感冒并发细菌性肺炎。

9. 萝卜川贝蜜饮

【原　料】　白萝卜2根(重约300克),甜杏仁15克,川贝母5克,蜂蜜、黄酒各适量。

【制　作】　将白萝卜洗净,切成细丁;甜杏仁、川贝母洗净,打碎,加黄酒湿润。将以上各味一同倒入盆内,加入蜂蜜,加盖不让水蒸气进入,用大火隔水蒸2小时离火,过滤去渣,滤液隔水再蒸30分钟,待冷却后装瓶即成。

233

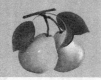

【用　法】　早晚各饮 1 次,每次 10 毫升,开水冲服。

【功　效】　清热化痰,润肺止咳。适用于感冒并发细菌性肺炎。

10. 苹果枝杏仁饮

【原　料】　苹果枝 30 克,杏仁 12 克,陈皮 12 克。

【制　作】　将苹果枝、杏仁、陈皮分别洗净,放入砂锅中,加适量清水,煎取汁液。

【用　法】　上下午分饮。

【功　效】　清热解毒,润肺化痰。适用于感冒并发细菌性肺炎。

11. 桑白皮枇杷叶饮

【原　料】　桑白皮、枇杷叶(刷去毛)各 12 克。

【制　作】　将以上 2 味入锅,加水适量,大火煮沸,改用小火煎煮 30 分钟,去渣取汁即成。

【用　法】　代茶频饮,每日 1 剂。

【功　效】　清热解毒,润肺化痰。适用于感冒并发细菌性肺炎。

12. 桑杏饮

【原　料】　桑叶 10 克,杏仁 5 克,沙参 5 克,川贝母 3 克,梨皮 15 克,冰糖 3 克。

【制　作】　将以上前 5 味入锅,加水适量,大火煮沸,改用小火煎煮 30 分钟,去渣取汁,调入打碎的冰糖,待冰糖熔化即成。

【用　法】　上下午分饮。

【功　效】　清热止咳,润肺化痰。适用于感冒并发细菌性肺炎。

13. 银翘杏仁蜜饮

【原　料】　金银花 15 克,连翘 10 克,杏仁 8 克,蜂蜜 10 克。

【制　作】　将连翘、杏仁洗净,切碎,放入纱布袋,扎口备用。金银花拣去杂质,洗净后放入砂锅,加清水浸泡片刻,加入连翘、杏仁药袋,先用大火煮沸,再改用小火煎煮 30 分钟,取出药袋,停火,趁温热加入蜂蜜,调匀即成。

【用　法】　上下午分饮。

【功　效】　清肺化痰,疏风解表。适用于感冒并发细菌性肺炎。

14. 鱼腥草蜜饮

【原　料】　鱼腥草 15 克,白茅根 15 克,连翘 10 克,蜂蜜 10 克。

【制　作】　将连翘洗净,切碎,放入纱布袋,扎口备用。鱼腥草洗净,切碎,白茅根洗净,切成段,两者同入砂锅,加适量清水,浸泡 30 分钟,再放入连翘袋,先以大火煮沸,再改用小火煎煮 30 分钟,取出药袋,停火,趁温热加入蜂蜜,调匀即成。

【用　法】　上下午分饮。

【功　效】　清肺化痰,疏风解表。适用于感冒并发细菌性肺炎。

15. 杏仁鸭梨饮

【原　料】　杏仁(去皮、打碎)10 克,鸭梨 1 个,冰糖适量。

【制　作】　将鸭梨去核,切块,与杏仁同入锅中煎煮 30 分钟,梨熟后加入冰糖即成。

【用　法】　上下午分饮。

【功　效】　清肺化痰,疏风解表。适用于感冒并发细菌性

235

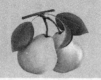

肺炎。

16. 杏仁梨藕粉羹

【原　料】　苦杏仁 15 克,梨 50 克,藕粉 50 克,冰糖 15 克。

【制　作】　将苦杏仁拣去杂质,放入温开水中泡涨,去皮、去尖,连同浸泡液放入碗中,备用;梨切碎,剁成糊,待用。锅置火上,加清水适量,放入苦杏仁浸泡液,煎煮 30 分钟,过滤取汁,与梨糊同放入锅中,拌和均匀,小火煨煮至沸,拌入调匀的湿藕粉及冰糖(研末),边拌边煨煮成羹即成。

【用　法】　早晚分食。

【功　效】　清热化痰,润肺止咳。适用于感冒并发细菌性肺炎。

17. 鱼腥草杏仁蛋羹

【原　料】　鱼腥草 60 克,甜杏仁 30 克,薏苡仁 90 克,红枣 30 克,鸡蛋清 100 克,蜂蜜适量。

【制　作】　将甜杏仁、薏苡仁、红枣(去核)分别洗净,一同放入砂锅内,加适量水,用大火煮沸后转用小火炖 1 小时;鱼腥草略洗后放入锅中,炖约 30 分钟,取汁;鸡蛋清放入碗中,加入蜂蜜,取沸汁冲熟,搅匀即成。

【用　法】　上下午分食。

【功　效】　清热化痰,润肺止咳。适用于感冒并发细菌性肺炎。

18. 甜椒拌鱼腥草

【原　料】　鱼腥草 200 克,甜辣椒 3 个,花椒 5 粒,精盐、味精、蒜蓉、植物油、香油各适量。

【制　作】　将鱼腥草拣去杂质,洗净,用沸水烫一下,放入凉开水中漂洗,捞出,沥干水分,切段,加适量精盐腌渍 1 小时,沥去盐水后装盘；红辣椒去蒂和子，切成末。炒锅内放油加热，放入花椒炸出麻辣味，至呈焦黄色时，捞出不用，加辣椒末煸炒出香辣味，倒在鱼腥草盘中，再加精盐、蒜蓉、味精，淋上香油拌匀即成。

【用　法】　上下午分食。

【功　效】　清热化痰，润肺止咳。适用于感冒并发细菌性肺炎。

19. 凉拌鱼腥草

【原　料】　鱼腥草 250 克，精盐、味精、花椒粉、辣椒油、白糖各适量。

【制　作】　将鱼腥草拣去杂质，洗净，切成段，放入盘内，加入味精、精盐、花椒粉、辣椒油、白糖，拌匀即成。

【用　法】　佐餐，随量食用。

【功　效】　清肺止咳，清热化痰。适用于感冒并发细菌性肺炎，对吐黄稠脓痰者尤为适宜。

237

20. 糖醋鱼腥草

【原　料】　鱼腥草 40 克，精盐、味精、白糖、醋、香油各适量。

【制　作】　将鱼腥草嫩茎叶拣去杂质，清洗干净，用精盐稍腌，挤干水，装盘，放入味精、白糖、醋、香油，拌匀即成。

【用　法】　佐餐，随量食用。

【功　效】　清肺止咳，清热化痰。适用于感冒并发细菌性肺炎，对吐黄稠脓痰者尤为适宜。

21. 鱼腥草炖雪梨

【原　料】　鱼腥草 100 克，雪梨 250 克，白糖适量。

【制　作】　将新鲜雪梨洗净，晾干后，连皮切成小碎块，挖去梨核。将鱼腥草拣去杂质，洗净，晾干后切成小碎段，放入砂锅，加水适量，煮沸后用小火煎煮 30 分钟，用纱布过滤，去渣，收集过滤

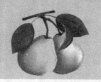

汁液再放入砂锅,加入雪梨小碎块,视需要可加适量清水,调入白糖,用小火煨煮至梨块完全酥烂即成。

【用　法】　早晚 2 次分食,饮汤汁。

【功　效】　清肺止咳,清热化痰。适用于感冒并发细菌性肺炎,对吐黄稠脓痰者尤为适宜。

22. 鱼腥草拌莴苣

【原　料】　鲜鱼腥草 100 克,莴苣 500 克,精盐、葱花、酱油、生姜末、醋、味精、香油、蒜蓉各适量。

【制　作】　将鱼腥草洗净,用沸水略焯后捞出,加精盐拌匀腌渍;鲜莴苣剥皮,洗净,切成丝,用精盐腌渍。莴苣丝放盘内,加入鱼腥草,再放酱油、味精、香油、醋、蒜蓉、姜末、葱花,拌匀即成。

【用　法】　凉菜,随量食用。

【功　效】　清热解毒,清肺化痰。适用于感冒并发细菌性肺炎。

23. 金银花芦根粥

【原　料】　金银花、薏苡仁各 20 克,芦根 30 克,冬瓜子仁、桃仁各 10 克,大米 100 克。

【制　作】　将金银花、芦根、薏苡仁、冬瓜子仁、桃仁用冷水浸泡半小时,加水煎煮 15 分钟,去渣取汁,再与淘洗干净的大米一起煮成稠粥。

【用　法】　每日早晚分食。

【功　效】　清热化痰,健脾利湿。适用于感冒并发细菌性肺炎、慢性支气管炎、支气管哮喘,对吐黄稠脓痰者尤为适宜。

24. 枇杷叶杏仁粥

【原　料】　枇杷叶 15 克,杏仁 10 克,大米 100 克,冰糖

10 克。

【制　作】 将枇杷叶拣去杂质,洗净,切成小碎块,放入纱布袋中,扎紧袋口,入锅后,加水煎煮 30 分钟,取汁待用;或可采摘新鲜枇杷叶 60 克,刷去叶背面的绒毛,洗净,切成细丝或块,入锅,加水煎煮取汁,待用。杏仁拣去杂质,洗净,与淘洗的大米同入砂锅,加水适量,大火煮沸后,改用小火煨煮成稠粥,粥成时,调入枇杷叶浓煎汁及冰糖(研末),拌匀,再用小火煮数沸即成。

【用　法】 早晚分食。

【功　效】 润肺化痰,凉血止血。适用于感冒并发细菌性肺炎,对咳嗽、吐黄色脓痰或咯血者尤为适宜。

25. 鲜芦根粥

【原　料】 鲜芦根 150 克,粳米 50 克。

【制　作】 将鲜芦根洗净,切成小段,放入砂锅,加适量水,煎煮 30 分钟,去渣取汁;粳米淘洗干净,放入砂锅,加适量水,先用大火煮沸,再改用小火煨煮成稠粥,粥成时,缓缓调入鲜芦根浓煎汁,小火煮沸即成。

【用　法】 早晚分食。

【功　效】 润肺化痰,疏风解表。适用于感冒并发细菌性肺炎。

26. 石膏杏仁粥

【原　料】 生石膏 15 克,杏仁 6 克,粳米 30 克,精盐适量。

【制　作】 将生石膏、杏仁入锅,加适量水,用大火煮沸,改用小火煎煮 30 分钟,去渣取汁,与淘洗干净的粳米同入锅中,加适量水,煎煮成稠粥,加入精盐,再煮沸即成。

【用　法】 早晚分食。

【功　效】 润肺化痰,疏风解表。适用于感冒并发细菌性

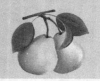

肺炎。

27. 凉拌车前草

【原　料】　嫩车前草 400 克,精盐 3 克,蒜蓉 5 克,白糖 5 克,香油、醋各适量。

【制　作】　将盐水煮沸,把洗净的车前草放入沸水中焯一下,捞出用凉开水浸泡,保持绿色,然后取出沥干水,切成段,放入盘中,加入蒜蓉、白糖、醋、精盐拌匀,再淋上香油即成。

【用　法】　凉菜,随量食用。

【功　效】　清热解毒,止咳化痰。适用于感冒并发细菌性肺炎,对痰多、肺部湿性啰音久不消失者尤为适宜。

28. 琼脂麒麟菜

240

【原　料】　琼脂 2 000 克,麒麟菜 1 000 克,酱油、醋、蒜泥、香油各适量。

【制　作】　分别将琼脂、麒麟菜拣去杂质,洗净,放铝锅内,加水适量,煮至溶化成胶质,离火静置一段时间,撇去浮沫,徐徐倒入盆内,弃去沉渣,凉后凝结成凉粉,用刀将凉粉切成小块,放入碗内,加入各种调料即成。

【用　法】　凉菜,佐餐食用。

【功　效】　清热润肺,化痰软坚。适用于感冒并发细菌性肺炎。

29. 竹沥雪梨膏

【原　料】　梨 100 克,鲜竹叶 100 片,鲜芦根 30 根(每根长 6 厘米左右),橘红 10 克,荸荠 50 个,竹沥 30 克。

【制　作】　将梨洗净后取汁,鲜竹叶洗净后煎汁,鲜芦根洗净后取汁,橘红煎汁,荸荠洗净后取汁。将上述所有汁液混合后,加竹沥用小火浓缩即成。

【用　法】　早晚各 1 匙(约 15 克)。

【功　效】　润肺止咳,养阴清热。适用于感冒并发细菌性肺炎,对恢复期尤其为适宜。

30. 鱼腥草金银花猪肺汤

【原　料】　新鲜鱼腥草 50 克,金银花 20 克,杏仁 10 克,猪肺 200 克。

【制　作】　先将鱼腥草、金银花、杏仁同入布袋扎口。再将猪肺切片,用手挤去泡沫,洗净后与药袋同入锅中,加水适量,一同炖汤,汤成去袋,调味即成。

【用　法】　佐餐,随量食用。

【功　效】　清肺止咳,消炎解毒。适用于感冒并发细菌性肺炎。

31. 罗汉果炖柿饼

【原　料】　柿饼 2 个,罗汉果 1 个,冰糖适量。

【制　作】　将柿饼洗净,去蒂,切成块。锅置火上,放入柿饼块、罗汉果、冰糖及清水,用大火煮沸后,改用小火炖约 30 分钟即成。

【用　法】　随量食用。

【功　效】　清肺化痰止咳。适用于感冒并发细菌性肺炎。

32. 藕梨蒸饼

【原　料】　生藕汁 120 克,梨汁 120 克,白萝卜汁 120 克,面粉 120 克,川贝母 18 克,鲜生姜汁 120 克,蜂蜜、香油各适量。

【制　作】　将川贝母研末,与另 7 味共置瓷盆中搅匀,再置大瓷碗内,放笼屉中蒸熟,做成红枣大小的饼即成。

【用　法】　随量食用。

241

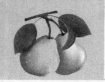

【功　效】　清肺化痰止咳。适用于感冒并发细菌性肺炎。

33. 黄瓜拌梨丝

【原　料】　大鸭梨 280 克,白糖 30 克,嫩黄瓜 250 克。

【制　作】　将鸭梨洗净,削皮去核,切成丝;黄瓜洗净,削切成长段,再顺长切成片,最后切成丝。梨丝、黄瓜丝装盘,撒入白糖,拌匀即成。

【用　法】　凉菜,随量食用。

【功　效】　清热化痰,润燥除烦。适用于感冒并发细菌性肺炎。

34. 白果鸡脯煲

【原　料】　鸡脯肉丁 400 克,白果 100 克,鸡蛋清 30 克,生菜 50 克,精盐、胡椒粉、白糖、黄酒、味精、植物油、鸡油、淀粉、鸡汤、湿淀粉、葱花、姜末各适量。

【制　作】　将鸡脯肉丁放在碗中,加精盐拌匀,打入鸡蛋清搅匀,再放入淀粉拌匀成蛋清浆;白果敲碎剥壳,用沸水烫片刻,去薄衣、白果心,投入热油锅中滑至断生。炒锅上火,放油烧至四成热,投入鸡油锅中滑至断生;炒锅上火,放油烧至四成热,投入鸡脯肉丁,用铁勺炒至断生,倒出沥油;炒锅上火,放油烧热,投入葱花、姜末爆香,放入鸡脯肉丁,烹入黄酒,加入白果、精盐、白糖、味精、鸡汤、胡椒粉煮沸,用湿淀粉勾薄芡,淋入鸡油拌匀,倒入加有底油及生菜的热煲中,加盖即成。

【用　法】　佐餐,随量食用。

【功　效】　清肺补气。适用于感冒并发细菌性肺炎,对恢复期尤为适宜。